はじめに

　モニター心電図は、どこの病院にも必ずある、たいへん便利で優れた医療機器です。心電図の波形は、患者のさまざまな状態をリアルタイムで知らせるとても重要なものです。

　しかし、モニター心電図に苦手意識をもっている看護師も多く、アラームが鳴っても何をしてよいかわからない、画面に不整脈が現れても何を意味するのかわからない、といった声もよく聞かれます。

　本書は、日常的にモニター心電図を装着した患者のケアにあたっている救命救急認定看護師たちが執筆に携わっています。医師ではなく看護師の視点から、看護のために知っておきたいこと、現場で実際に役立つポイントなどを盛り込み、初心者や自信のない看護師にもわかりやすく解説しています。

　メインとなる第2章「心電図の読み方と対処」では、不整脈の波形をひとつずつ取りあげ解説しました。どんな波形でも5つの項目を順番に見ていくことで不整脈が判別でき、緊急度の高い不整脈かどうかを見きわめられるように作られています。また、看護師にとって大切なのは、波形だけでなく患者の状態を直接見ることです。本書では現れる症状や対処時の注意事項なども詳しく掲載しています。

　このたび、改訂にあたり、誌面を刷新し、新たに虚血性心疾患やペースメーカー心電図についての解説、急変対応の手順やポイントなどを加えました。不整脈の読み取りだけでなく、その一歩先までフォローできる一冊となっています。

　白衣のポケットにも入れら（略）携帯していただき、現場で日々役立て（略）

不整脈の早引きさくいん（50音順）

あ

アンダーセンシング	193
Ⅰ度房室ブロック	102
ウェンケバッハ型	106
オーバーセンシング	194

か

下降傾斜型(S型下降)	174
完全房室ブロック	114
脚ブロック	146
高カリウム血症	158
コーブド型	154

さ

サイナスブラディ	98
サドルバック型	156
Ⅲ度房室ブロック	114
上行傾斜型(J型下降)	174
上室期外収縮	142
徐脈性心房細動	122
徐脈頻脈症候群	118
ショートラン	134
心室期外収縮	126
心室細動	50
心室内変行伝導	145
心室ペーシング	191
心静止	62
心房心室ペーシング	192
心房粗動	86
心房ペーシング	190
水平型(H型下降)	174

た

多形性心室頻拍	70
単形性心室頻拍	66
多源性心室期外収縮	130
低カリウム血症	162
洞性徐脈	98
洞性頻脈	94
洞停止	118
洞不全症候群	118
洞房ブロック	118
トルサデポアン	74

な

Ⅱ度房室ブロック モビッツⅠ型：ウェンケバッハ型	106
Ⅱ度房室ブロック モビッツⅡ型	110

は

頻脈性心房細動	82
ブルガダ型心電図	154
ペーシング不全	193
房室接合部調律	150
発作性上室性頻拍	78

ま

無脈性心室頻拍	54
無脈性電気活動	58
モビッツⅠ型	106
モビッツⅡ型	110

ら

連発性心室期外収縮	134

ABD

AAIモード	190
AF	82
AFL	86
AFブラディ	122
BBB	146
DDDモード	192

PR

PEA	58
PSVT	78
PVC	126
Pulseless VT	54
R on T型心室期外収縮	138

SVW

SSS	118
ST上昇	177
ST低下	174
SVPC	142
VF	50
VVIモード	191
WPW症候群	90

もくじ

はじめに ··· 1
不整脈の早引きさくいん（50音順）··· 2
本書の構成 ·· 8

chapter 1
これだけおさえよう！心電図のキホン ········ 9

心臓のしくみ ··· 10
刺激伝導系のしくみ ·· 16
イオンの役割 ··· 19
心電図の種類と誘導法 ·· 25
心電図波形の見方 ··· 31
記録紙の見方 ··· 36
心電図の見方と対処 ·· 39

chapter 2
心電図の読み方と対処 ································· 45

第2章の見方 ··· 46
心電図解析のフローチャート ·· 48

心室細動（VF）··· 50
ventricular fibrillation
無脈性心室頻拍（Pulseless VT）·· 54
pulseless ventricular tachycardia
無脈性電気活動（PEA）·· 58
pulseless electrical activity
心静止 ··· 62
asystole

単形性心室頻拍（単形性VT） ･･････････････････････････････ 66
monomorphic ventricular tachycardia

多形性心室頻拍（多形性VT） ･･････････････････････････････ 70
polymorphic ventricular tachycardia

トルサデポアン ･･･ 74
torsades de pointes

発作性上室性頻拍（PSVT） ････････････････････････････････ 78
paroxysmal supraventricular tachycardia

頻脈性心房細動（AF） ････････････････････････････････････ 82
atrial fibrillation

心房粗動（AFL） ･･･ 86
atrial flutter

WPW症候群 ･･ 90
Wolf-Parkinson-White syndrome

洞性頻脈 ･･･ 94
sinus tachycardia

洞性徐脈（サイナスブラディ） ･････････････････････････････ 98
sinus bradycardia

Ⅰ度房室ブロック ･･･ 102
first degree AV block

Ⅱ度房室ブロック　モビッツⅠ型：ウェンケバッハ型 ･･･････ 106
second degree AV block［Wenckebach type］

Ⅱ度房室ブロック　モビッツⅡ型 ････････････････････････ 110
second degree AV block［Mobitz type］

Ⅲ度房室ブロック（完全房室ブロック） ･･････････････････ 114
third degree AV block

洞不全症候群（SSS） ････････････････････････････････････ 118
sick sinus syndrome

徐脈性心房細動（AFブラディ） ･･････････････････････････ 122
bradycardiac atrial fibrillation

心室期外収縮（PVC） ･･･････････････････････････････････ 126
premature ventricular contraction

多源性心室期外収縮（多源性PVC） ･･････････････････････ 130
multifocal ventricular contraction

- 連発性心室期外収縮 ……………………………………… 134
- R on T型心室期外収縮 …………………………………… 138
  R on T pattern
- 上室期外収縮（SVPC） …………………………………… 142
  supraventricular premature contraction
- 脚ブロック（BBB） ……………………………………… 146
  bundle branch block
- 房室接合部調律 ……………………………………………… 150
  atrioventricular junctional rhythm
- ブルガダ型心電図 …………………………………………… 154
  Brugada type ECG
- 高カリウム血症 ……………………………………………… 158
  hyperkalemia
- 低カリウム血症 ……………………………………………… 162
  hypokalemia

覚えておこう！標準12誘導心電図のとらえ方 …………… 166

chapter 3
虚血性心疾患・ペースメーカーの心電図 …… 167
- 虚血性心疾患の心電図 ……………………………………… 168
- ペースメーカーの心電図 …………………………………… 186

chapter 4
急変対応 …………………………………………………… 195
- 一次救命処置（BLS）の手順 …………………………… 196
- 心停止以外の患者急変時の対応 …………………………… 199

救急カートの整備 ·· 205
気管挿管の手順 ·· 209

chapter 5
心電図Q&A ·· 213

- **Q1** モニターのアラームはどのように設定したらよいですか？ ··· 214
- **Q2** 胸部誘導の順番が覚えられません。どう覚えたらよいでしょうか。 ··· 215
- **Q3** 心電図の波形がうまく出ません。どうしたらよいのでしょうか？ ··· 216
- **Q4** モニタリング中はどんなことに注意したらよいですか？ ····· 219
- **Q5** 不整脈で注意しなければいけない症状は何ですか？ ············ 220
- **Q6** ショックとはどのようなことをいうのですか？ ················ 221
- **Q7** 患者さんが胸痛を訴えている場合、どうすればよいですか？ ··· 224
- **Q8** スポーツ選手の心電図は徐脈になると聞きました。どうしてですか？ ··· 225
- **Q9** 不整脈と関係の深い疾患にはどのようなものがありますか？ ··· 226
- **Q10** 不整脈の治療にはどのようなものがありますか？ ················ 231

巻末資料
心電図で覚えておきたい用語・
略語／235
抗不整脈薬の種類／244
さくいん／248
参考文献／254

特製便利カード
標準12誘導心電図のとらえ方
心拍数スケール
梗塞部位と心電図変化の早見表
意識レベル評価法（JCS・GCS）

- 本書は2012年9月現在の情報にもとづいて編集しています。
- 各データは調査の上代表的なものを掲載していますが医療機関によって異なる場合があります。
- アルゴリズム、薬剤などは編集時点の情報で、変更になる場合があります。

本書の構成

CHAPTER 1 **これだけおさえよう！心電図のキホン**
心電図に関して知っておきたい基本をまとめました。心臓のしくみやはたらき、心電図の波形の説明など。

CHAPTER 2 **心電図の読み方と対処**
不整脈の波形29点を挙げ、1つずつ詳しく解説しています。波形の見方、対処方法、発生のしくみ、原因をまとめました。

CHAPTER 3 **虚血性心疾患・ペースメーカーの心電図**
特徴的な波形を呈する虚血性心疾患の心電図とペースメーカーの心電図について解説しています。

CHAPTER 4 **急変対応**
患者急変時の対処や処置（BLS・急変対応の流れとポイント、救急カートの整備、気管挿管の手順）について説明しています。

CHAPTER 5 **心電図Q&A**
新人ナースの心電図に対する素朴な疑問や悩みから、少し突っ込んだ質問まで、Q&A形式でていねいに答えました。

巻頭には「不整脈の早引きさくいん」、巻末には「心電図で覚えておきたい用語・略語」「抗不整脈薬の種類」「さくいん」を掲載しています。

特製便利カード 現場で役立つ、持ち運びやすいカードです。
標準12誘導心電図のとらえ方／心拍数スケール
梗塞部位と心電図変化の早見表
意識レベル評価法（JCS・GCS）

CHAPTER 1

これだけおさえよう！
心電図のキホン

心臓のしくみ

これだけはおさえよう！

● 心臓は**右心房・左心房・右心室・左心室**の4つの部屋に分かれ、左右は**心室中隔・心房中隔**で区切られている。

● 心臓の血液は、大静脈→右心房→右心室→肺動脈→肺（ガス交換）→肺静脈→左心房→左心室→大動脈、と流れる。

● 心臓の周囲を取り囲んでいる**冠動脈**は、心筋の収縮に必要な遊離脂肪酸・ブドウ糖・酸素を運んでいる。

心臓の構造を知ろう

心臓は、人間が生きるうえで最も重要な臓器のひとつで、血液を全身に送り出す**ポンプ機能**をもっています。

心臓の大きさは**握りこぶし大**で、成人では**平均約250～300g**の重さの管腔臓器（管状・袋状の臓器）です。横隔膜の上の、左右の肺の間に挟まれた位置にあり、胸の中央よりやや左にあります。

心臓内部は、4つの部屋に分かれています。

右心系	左心系
右心房（right atrium：RA）	**左心房**（left atrium：LA）
右心室（right ventricle：RV）	**左心室**（left ventricle：LV）

心臓のしくみ

右心房と左心房の間は**心房中隔**、右心室と左心室の間は**心室中隔**という壁で仕切られています。

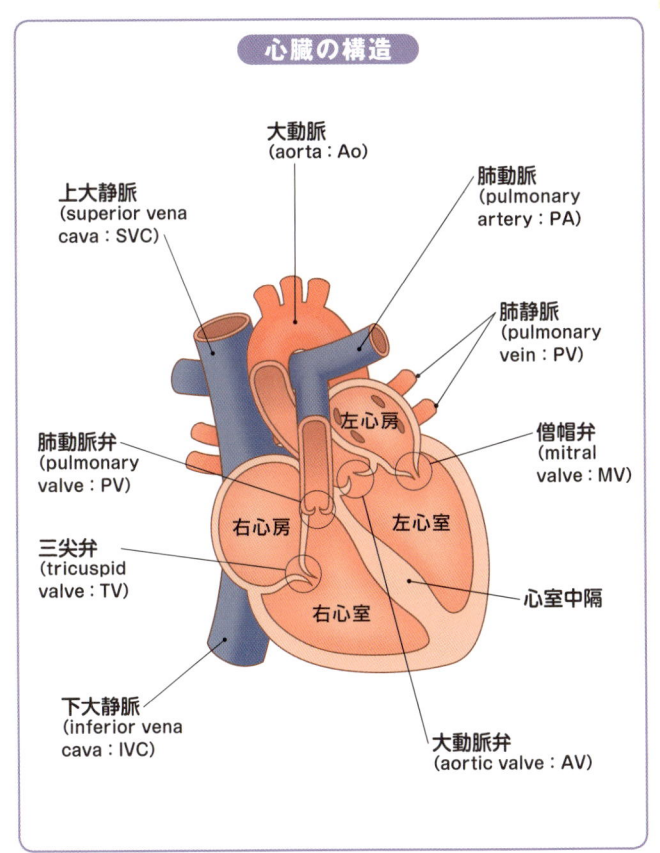

1 これだけおさえよう！心電図のキホン

心臓の構造

- 大動脈 (aorta：Ao)
- 肺動脈 (pulmonary artery：PA)
- 上大静脈 (superior vena cava：SVC)
- 肺静脈 (pulmonary vein：PV)
- 左心房
- 肺動脈弁 (pulmonary valve：PV)
- 僧帽弁 (mitral valve：MV)
- 右心房
- 左心室
- 三尖弁 (tricuspid valve：TV)
- 右心室
- 心室中隔
- 下大静脈 (inferior vena cava：IVC)
- 大動脈弁 (aortic valve：AV)

心臓の血液の流れ

心臓は、全身をめぐった静脈血を集めて肺へ送り出し、肺でガス交換をして酸素を含んだ動脈血を全身へ送り出しています。血液の動きは以下のようになります。

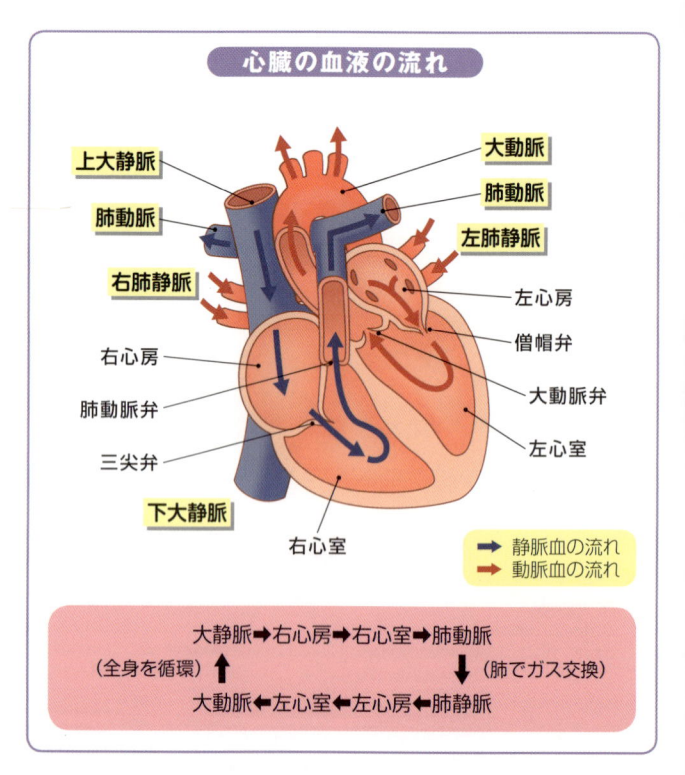

心臓の血液の流れ

ラベル:
- 上大静脈
- 肺動脈
- 右肺静脈
- 右心房
- 肺動脈弁
- 三尖弁
- 下大静脈
- 右心室
- 大動脈
- 肺動脈
- 左肺静脈
- 左心房
- 僧帽弁
- 大動脈弁
- 左心室

➡ 静脈血の流れ
➡ 動脈血の流れ

大静脈➡右心房➡右心室➡肺動脈
（全身を循環）↑　　　　　　↓（肺でガス交換）
大動脈←左心室←左心房←肺静脈

血液の流れを助ける心臓の「弁」

心臓の4つの部屋の出入口には、以下の4つの弁があります。
- **三尖弁**（tricuspid valve：TV）：右心房と右心室の間にある弁
- **肺動脈弁**（pulmonary valve：PV）：右心室と肺動脈の間にある弁。肺動脈弁をPVと略すと肺静脈（pulmonary vein）の略と混同されるため、P弁と呼ぶこともある
- **僧帽弁**（mitral valve：MV）：左心房と左心室の間にある弁。二尖弁ともいう
- **大動脈弁**（aortic valve：AV）：左心室と大動脈の間にある弁

これらの弁は、心臓の血液の流れをスムーズにしたり、逆流を防いだりするはたらきがあります。これらの弁がうまく機能しなくなるものを**心臓弁膜症**といいます。

心臓弁膜症

- 心臓の弁が機能障害を起こすと、ポンプ活動が正常に行われなくなってしまいます。これが**心臓弁膜症**です。弁膜症には、弁の開放が悪くなり、血流が阻害される**狭窄症**と、弁がきちんと閉じず、血液が逆流する**閉鎖不全症**（逆流症）の2種類があります。狭窄症と閉鎖不全症を合併する場合や、2つ以上の弁の弁膜症を合併する場合もあります。
- 弁膜症は、左心系にある僧帽弁と大動脈弁の疾患が圧倒的に多いです。肺動脈弁狭窄症はほとんどが先天性です。

冠動脈は心臓に栄養を運ぶ

　心臓が動くためには、心筋(心臓の筋肉)への栄養補給が必要になります。それは、酸素とブドウ糖、遊離脂肪酸です。心臓の収縮に必要なこれらを補給する血管が、冠動脈(冠状動脈)です。
　冠動脈は大動脈弁のすぐ上から左右に1本ずつ出ており、右を

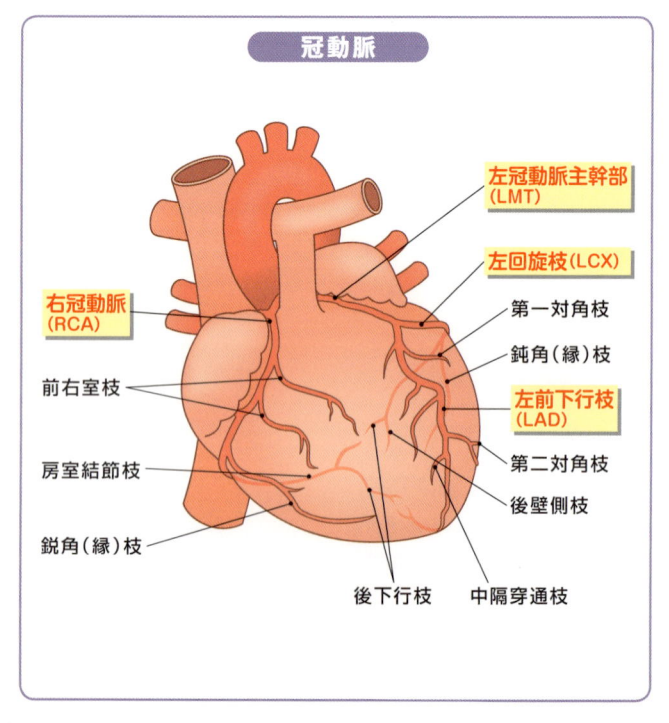

冠動脈

- 左冠動脈主幹部 (LMT)
- 左回旋枝 (LCX)
- 第一対角枝
- 鈍角(縁)枝
- 右冠動脈 (RCA)
- 左前下行枝 (LAD)
- 前右室枝
- 第二対角枝
- 房室結節枝
- 後壁側枝
- 鋭角(縁)枝
- 後下行枝
- 中隔穿通枝

右冠動脈、左を**左冠動脈**といいます。左冠動脈は左冠動脈主幹部から心室の前面を走る**左前下行枝**と、心室左側面から後面を走る**左回旋枝**に分かれます。この3本を**主要冠動脈**といい、ここからさらに血管は細かく枝分かれして、心筋全体に広がっています。

冠動脈と虚血性心疾患

冠動脈がけいれんを起こしたり、狭くなったり、詰まったりして血流障害が起こると、心筋に栄養が行き届かず一部の心筋が虚血状態になります。このようにして起こる心疾患を**虚血性心疾患**といいます。虚血性心疾患は、大きく2つに分けられます。

- **狭心症**：冠動脈の狭窄によって心臓発作が起こる
- **心筋梗塞**：冠動脈に高度な狭窄・閉塞が起こり心筋が壊死する

虚血性心疾患の心電図については、第3章で詳しく説明します。

冠動脈と不整脈の関係は？

- 冠動脈の血流障害により、**徐脈性不整脈**が発生しやすくなります。**右冠動脈は洞結節動脈・房室結節動脈**を分枝しているため、血流障害を起こすと洞性徐脈 ➡P.98、房室ブロック ➡P.102 などにつながります。**左前下行枝は心室中隔へ多数の分枝をしている**ため、血流障害が起こると脚ブロック ➡P.146 を発生しやすくなります。
- このように、冠動脈の障害部位と発生する不整脈は、刺激伝導系との対応において深くかかわってくるのです。

刺激伝導系のしくみ

👆 これだけはおさえよう！

● 刺激伝導系は、自発的に電気刺激を発生し、洞結節→房室結節→ヒス束→脚→プルキンエ線維の順で心臓全体に伝える。

● 刺激は心房から心室へと伝わるため、まず心房が収縮し次に心室が収縮する。これが効果的なポンプ運動となる。

● 刺激伝導系の各部位はそれぞれ刺激を発生しており、洞結節に故障があれば調律を補う（補充調律）。

📚 心臓は電気刺激によって動く

　筋肉は電気刺激を受けて収縮する性質があります。心臓のポンプ運動もこの性質によって行われています。心臓の筋肉の大部分は収縮運動を行う心筋（固有心筋）ですが、それ以外に、自発的に電気刺激を発生させ、すばやく伝えることのできる特殊心筋の経路が存在します。これを刺激伝導系と呼びます。

　刺激伝導系は、右心房の上部、上大静脈の入り口あたりに存在する洞結節から始まり、右心房と右心室の間にある房室結節を経て、心室中隔を通って枝分かれし、左右の心室の壁に沿うような形で走っています。刺激は、①洞結節→②結節間伝導路→③房室結節→④ヒス束→⑤脚→⑥プルキンエ線維、の順に伝わります。この刺激によって、心臓は、心房から心室の順で収縮します。

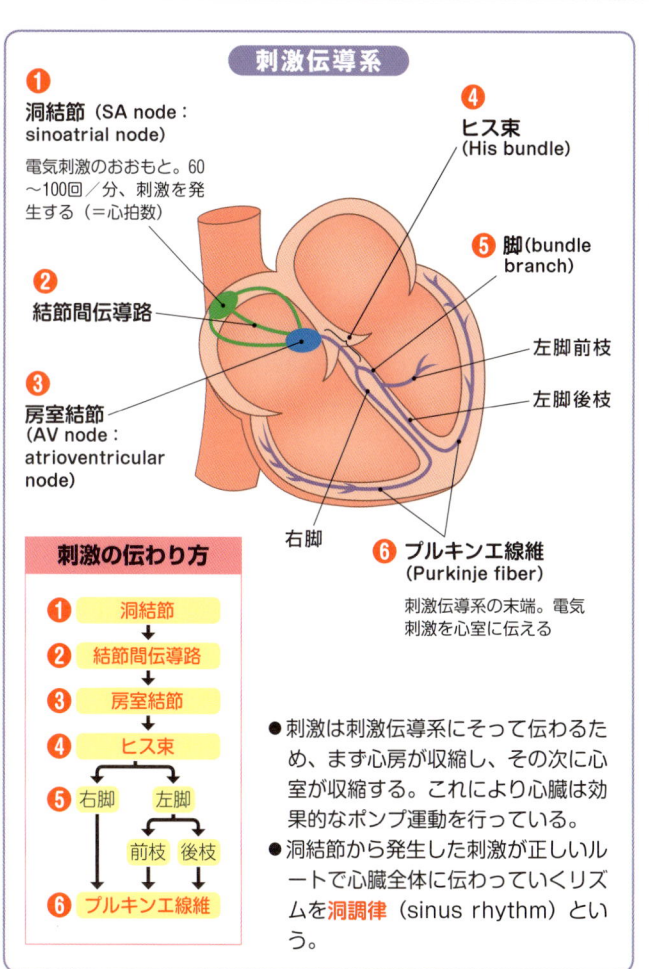

刺激伝導系のしくみ

刺激伝導系

❶ 洞結節（SA node：sinoatrial node）
電気刺激のおおもと。60〜100回／分、刺激を発生する（＝心拍数）

❷ 結節間伝導路

❸ 房室結節（AV node：atrioventricular node）

❹ ヒス束（His bundle）

❺ 脚（bundle branch）
- 左脚前枝
- 左脚後枝
- 右脚

❻ プルキンエ線維（Purkinje fiber）
刺激伝導系の末端。電気刺激を心室に伝える

刺激の伝わり方

❶ 洞結節
　↓
❷ 結節間伝導路
　↓
❸ 房室結節
　↓
❹ ヒス束
　↓
❺ 右脚　左脚
　　　　↓
　　　前枝　後枝
　　　　↓
❻ プルキンエ線維

- 刺激は刺激伝導系にそって伝わるため、まず心房が収縮し、その次に心室が収縮する。これにより心臓は効果的なポンプ運動を行っている。
- 洞結節から発生した刺激が正しいルートで心臓全体に伝わっていくリズムを洞調律（sinus rhythm）という。

1 これだけおさえよう！心電図のキホン

ペースメーカーと補充調律

　電気刺激を起こして調律をつかさどる部位を「調子とり」(ペースメーカー：pacemaker) といいます。

　刺激伝導系は、洞結節をはじめ、それぞれの部位が自発的に刺激を発生しています（自動能）。刺激発生の頻度は、洞結節：60～100回／分、房室結節：40～60回／分、プルキンエ線維：30～40回／分となっています。

　通常は洞結節から発生する刺激が最も速いので、洞結節がペースメーカーとなっていますが、洞結節からの刺激が低下すると、房室結節、ヒス束、プルキンエ線維がペースメーカーとなって心臓を動かします。これを補充収縮といい、これによって心室だけが独自のリズムを保つことを補充調律といいます。刺激の発生部位によって、心房性、房室接合部性、心室性などに分類されます。

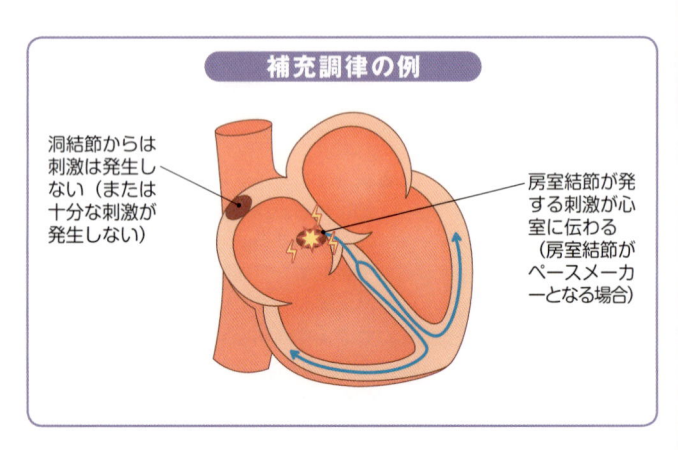

補充調律の例

洞結節からは刺激は発生しない（または十分な刺激が発生しない）

房室結節が発する刺激が心室に伝わる（房室結節がペースメーカーとなる場合）

イオンの役割

👆 これだけはおさえよう！

● 細胞内外にあるK^+、Na^+、Ca^{2+}が電気刺激を受けて細胞膜を通過すると、電位が変化し、筋肉が収縮する。

● 刺激による電位変化は**脱分極**、**プラトー**、**再分極**の流れで起こり、**活動電位**になっている期間は**不応期**である。

● 心筋やプルキンエ線維は刺激がすばやく伝わる**急速応答**、洞結節や房室結節はゆっくり脱分極する**緩徐応答**である。

🖥 イオンと電位変化

　心筋は電気刺激によって収縮することを説明しましたが、この筋肉の収縮のメカニズムには、細胞の内外に存在する**カリウムイオン（K^+）、ナトリウムイオン（Na^+）、カルシウムイオン（Ca^{2+}）**の3つの陽イオンが深くかかわっています。

　通常、細胞膜を隔てたすぐ内側と外側では存在するイオンの組成が異なり、電気的な差が生じています（**膜電位**）。心筋細胞が活動していないときの膜電位は、細胞外に対し細胞内が$-90mV$に保たれています。これを**静止電位**といいます。刺激を受けるとイオンが細胞膜を通過して移動し、電位が変化します。刺激を受けて活動しているときの膜電位を**活動電位**と呼びます。

イオンチャネルとイオンポンプ

　細胞膜には特定のイオンを選択的に通過させる**イオンチャネル**や**イオンポンプ**という通路が存在します。イオンは、濃度の高いほうから低いほうへと移動する性質をもっており、イオンチャネルは、この性質にしたがって特定のイオンを通過させる通り道です（**受動輸送**）。これに対しイオンポンプは、濃度勾配によるのではなく、エネルギーを使ってイオンを細胞内に取り込んだり細胞外に出したりすることができます（**能動輸送**）。

　静止電位の成立と維持にかかわる、Na−KポンプとKチャンネルのはたらきを見ていきましょう。

Na−Kポンプ

　Na−Kポンプは、**細胞内のNa$^+$を3つ外に出し、K$^+$を2つ細胞内に取り込む**ポンプです。したがって、Na−Kポンプが稼働すると細胞内の陽イオンは1つずつ少なくなっていきます。陽イオンが細胞外に出ると膜電位は下がるため、細胞内はマイナスに荷電していきます。細胞外にはNa$^+$が、細胞内にはK$^+$が圧倒的に多い状態になります。

Kチャンネル

　Kチャンネルは、**K$^+$だけを通過させる**チャンネルです。Na−Kポンプのはたらきによって、K$^+$は細胞内に多く、細胞外に少ない状態になっているため、濃度差にしたがってKチャンネルを通って外に出ていきます。細胞内の電位はさらに下がります。

静止電位の成立

　細胞内がマイナスに荷電すると、細胞膜はプラスの電荷をもつK$^+$を引き付けて細胞外に出さないようにはたらきます。濃度勾

静止電位のイオンの動き

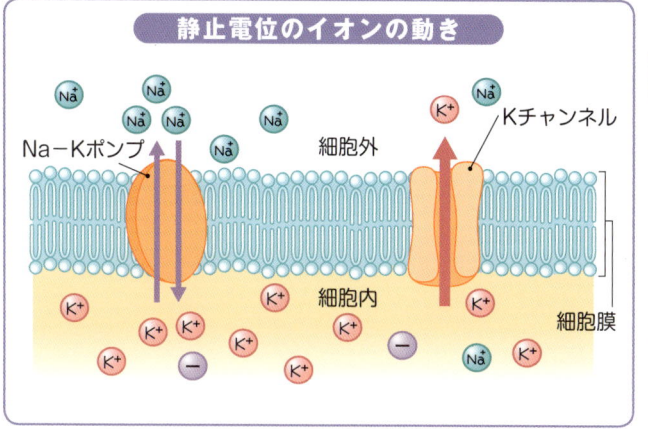

配によってK⁺が外に出ようとする力と、電気的に引き留められる力がつり合ったところで、静止電位が成立します。

心筋の興奮とイオンの動き

通常、静止状態でマイナスに維持されている細胞内の電位は、電気刺激を受けると一過性ですがプラスに傾きます。このとき、細胞は興奮し、筋肉の収縮が起こります。電位変化とイオンの動きについて、段階ごとに説明しましょう。

分極

静止電位のとき、細胞内にはK⁺が非常に多く、細胞外にはNa⁺とCa²⁺が多い状態で均衡しています。このとき細胞の内側はマイナス、外側はプラスで完全に分かれている状態です（分極）。

脱分極

細胞に電気刺激が加わると、細胞膜にあるNaチャンネルが一斉に開きます。Na⁺は濃度勾配にしたがい細胞外から細胞内に一気に流れ込みます。Na⁺の急速な流入によって、細胞内の電位は－90mVから一時的に＋25mVにまで上昇します（**脱分極**）。Naチャンネルの開放は一瞬で終わり、細胞内の電位はほぼ0mVになります。細胞は興奮状態に入ります。

プラトー

興奮状態になった細胞はCaチャンネルを開き、Ca^{2+}が細胞内に流入します。一方で、KチャンネルからK⁺が細胞外に流出します。そのうちにCa^{2+}の流入とK⁺の流出が平衡状態になり、細胞内電位は0mVに維持されます。この状態を**プラトー**といいます。

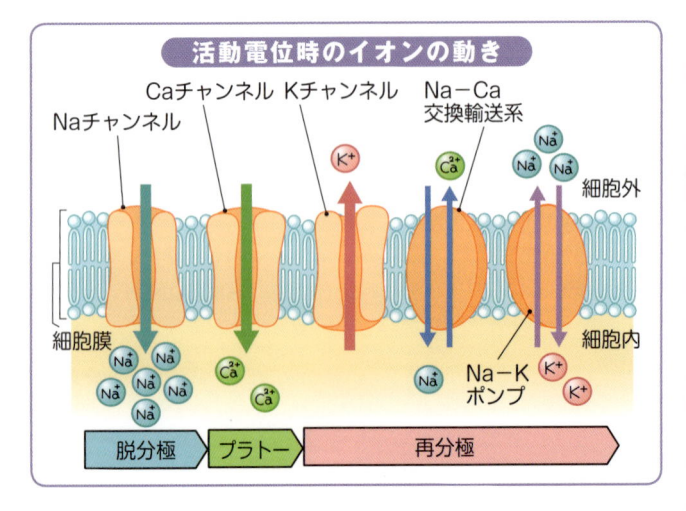

活動電位時のイオンの動き

Naチャンネル / Caチャンネル / Kチャンネル / Na－Ca交換輸送系 / Na－Kポンプ / 細胞膜 / 細胞外 / 細胞内

脱分極 → プラトー → 再分極

心筋細胞では、ほかの骨格筋に比べ、プラトーが長く続くのが特徴です。

再分極

興奮がしばらく続いたあと、Caチャンネルが閉じ始め、Ca^{2+}の流入は終了します。KチャンネルからはKが引き続きK^+が流出していき、細胞内の電位はしだいに下がっていきます。これを**再分極**といいます。Ca^{2+}はNa－Ca交換輸送系から細胞外に戻され、代わりに入ってきたNa^+はNa－Kポンプで排出され、同時に流出したK^+も細胞内に取り込まれます。再分極が終了すると、最終的にはK^+が最も多い、元の静止電位の状態に戻ります。

電位変化を図に表したものを以下に示します。活動電位が維持されている時間を**活動電位持続時間**といいます。この間、**細胞は刺激を受けてもまったく反応しません**。そのためこの時間のことを**不応期**ともいいます。

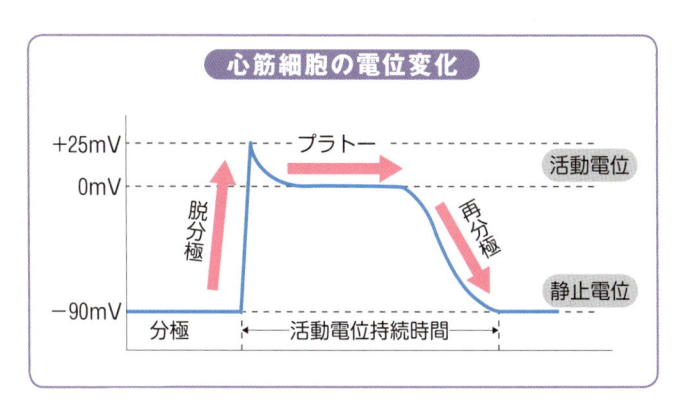

心筋細胞の電位変化

+25mV — プラトー
0mV — 活動電位
脱分極 / 再分極
−90mV — 静止電位
分極 — 活動電位持続時間

急速応答と緩徐応答

　細胞膜電位の変化には**急速応答**と**緩徐応答**の2種類があります。これまで説明してきたイオン電流変化は急速応答のパターンで、心筋やプルキンエ線維の細胞がこれにあたります。それに対し、**洞結節や房室結節の細胞は緩徐応答**です。

　緩徐応答の細胞は静止電位が約－60mVで、細胞内外の電位差が少ない状態です。そのためNa^+の急速な流入はなく、ゆっくりと脱分極します。伝導時間は急速応答の細胞より遅くなります。

　上記のように、心房と心室の間をつなぐ房室結節は緩徐応答のため伝達速度がほかの部位より遅く、心房から来た刺激が心室に伝わるまでには「わずかな時間」が生まれます。これにより、心房が収縮しきる前に心室が収縮し始めるのを防ぎ、心房から心室へと順に収縮する効果的なポンプ活動ができるのです。

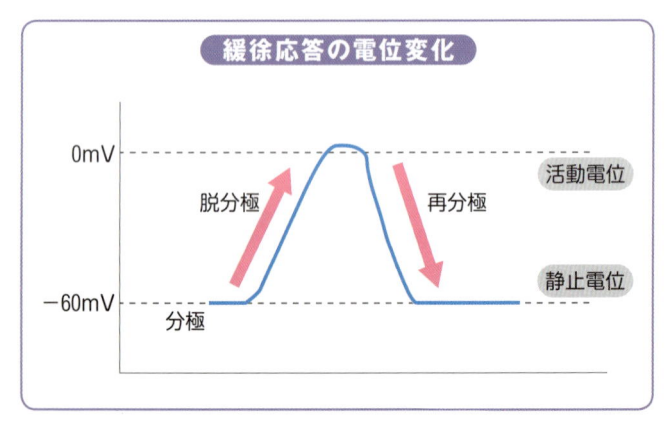

緩徐応答の電位変化

脱分極 → 再分極 → 活動電位
0mV
－60mV
分極　静止電位

心電図の種類と誘導法

これだけはおさえよう！

- **標準12誘導心電図**は、身体の10か所に電極を置き、12の方向から電気の流れを見ることができる、基本となる誘導法。

- **モニター心電図**は、病棟での継続的な経過観察を目的としたもので、心疾患患者や重症患者の監視に有効。

- モニター心電図は、**3点誘導**での測定なので、必要時には標準12誘導心電図をとることが重要。

心電図は心臓の電気活動の記録

　心電図は、**ECG**（electrocardiogram）といい、その名のとおり**心臓の電気的な活動を記録したもの**です。オランダの生理学者**アイントーフェン**が、心臓の右上にマイナス電極を、左下の心尖部にプラス電極を貼り、体表面から心臓の電気活動を波形として記録することに成功したのが心電図の始まりです。

　心電図は、身体を傷つけることなく簡易に測定でき、心臓の刺激生成機能や刺激伝達機能の異常、心筋の異常などの判断に重要な手がかりとなります。もちろん、心電図だけではわからないこともあるため、異常が見つかったらほかの検査を行うなどして、原因を調べる必要があります。

短時間で詳しく見る標準12誘導法

心電図にはいくつかの測定法がありますが、その基本となるのは**標準12誘導心電図**です。標準12誘導心電図は、身体の10か所に電極をつけ、12方向から電気の流れを見ます。安静時に短時間で心臓の状態を詳しく見ることができます。

誘導法は、**四肢誘導**と**胸部誘導**を組み合わせた形になります。

● 四肢誘導

四肢誘導は、両手首と両足首に電極を装着します（右足首はアース）。

この3か所を結んだ三角形は、ほぼ正三角形で心臓を囲んでいるとされ、「アイントーフェンの三角形」と呼ばれています。

四肢誘導ではⅠ、Ⅱ、Ⅲ、aV_R、aV_L、aV_Fの6つの誘導が得られます。

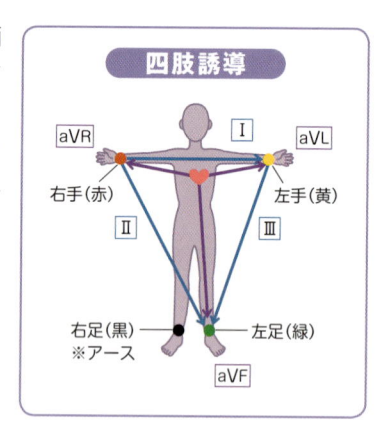

四肢誘導

- aVR — 右手（赤）
- aVL — 左手（黄）
- Ⅰ、Ⅱ、Ⅲ
- 右足（黒）※アース
- 左足（緑）
- aVF

● 胸部誘導

胸部誘導は、胸部6か所に電極を貼り付ける誘導法で、V_1〜V_6の6つの誘導が得られます。

胸部誘導で電極を装着するときはまず第2肋間を探し、それを手がかりにV_1を貼る第4肋間を探します。第2肋間は、**胸骨柄**（きょうこつへい）の下にある**胸骨角**（きょうこつかく）という骨の盛り上がりを探し、そこから指を下ろすと簡単に見つけられます。

胸部誘導

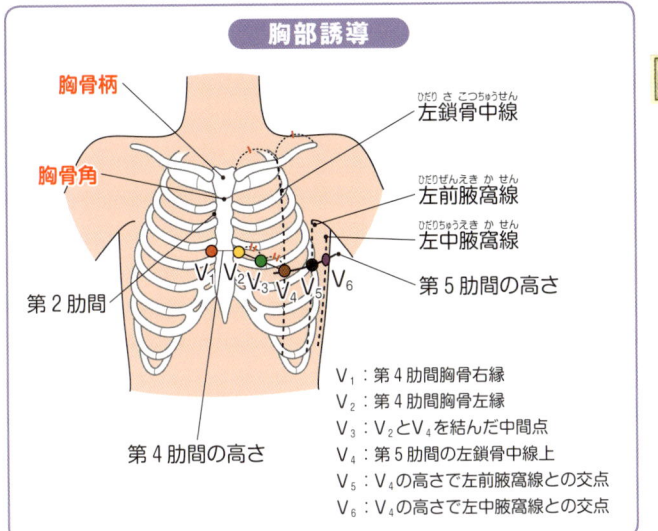

- 胸骨柄
- 胸骨角
- 左鎖骨中線
- 左前腋窩線
- 左中腋窩線
- 第2肋間
- 第4肋間の高さ
- 第5肋間の高さ

V_1：第4肋間胸骨右縁
V_2：第4肋間胸骨左縁
V_3：V_2とV_4を結んだ中間点
V_4：第5肋間の左鎖骨中線上
V_5：V_4の高さで左前腋窩線との交点
V_6：V_4の高さで左中腋窩線との交点

測定時は患者に配慮する

　標準12誘導心電図を測定するときは、患者に**検査の必要性や方法を説明し同意を得たうえで行います**。肌を露出するため、室温に十分注意しましょう。また、筋電図やノイズの混入を防ぐため、**測定中は安静にする**ことも説明します。測定後は電極を取り外し、ペーストを使用した場合は拭き取ります。電極にはクリップタイプやシールタイプなどがありますが、高齢者や皮膚の弱い患者はシールタイプでかゆみが出たり、ゴム吸着タイプで皮下出血を起こしたりすることがあるので、すみやかに外しましょう。

継続的観察を行うモニター心電図

　モニター心電図は、その名のとおり長時間の状態をモニターするのに適しています。**ナースステーション**の**セントラルモニター**では、入院患者の心電図を集約し、**リアルタイム**で長時間、観察することができます。また、不整脈が現れると自動的に**アラーム**が鳴り、異常を知らせる機能もついています。

　ただしモニター心電図は1種類の誘導での観察になるため、限界があります。不整脈や症状が現れたときは、モニター心電図だけで判断せずに、標準12誘導心電図をとることが重要です。

心電図モニター

● ベッドサイドモニター
● セントラルモニター

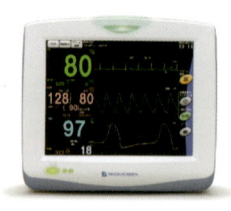

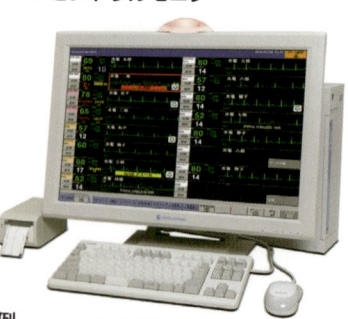

写真提供：日本光電工業株式会社

モニター心電図が有効な事例
- 心疾患、不整脈のある患者
- 重篤患者や終末期の患者
- 入院患者の日常生活でのバイタルサインの観察
- 手術中や検査中のバイタルサインのチェック

心電図の種類と誘導法

モニター心電図は3点誘導

モニター心電図は、身体に3つの電極を貼り付けて、1方向からの電気の動きを見る3点誘導で測定します。モニター心電図は通常Ⅱ誘導ですが、波形が見にくいときは電極の位置を入れ換えることでⅠ誘導やⅢ誘導をとることもできます。

これだけおさえよう！・心電図のキホン

3点誘導

● Ⅱ誘導
標準12誘導のⅡ誘導に近い
P波が観察しやすい
最もよく行われる誘導

左季肋部（F）：プラス電極
右鎖骨下（R）：マイナス電極
左鎖骨下（L）：アース

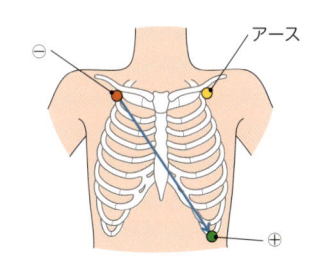

● Ⅰ誘導：FとL電極を交換
左鎖骨下（L）：プラス電極
右鎖骨下（R）：マイナス電極
左季肋部（F）：アース

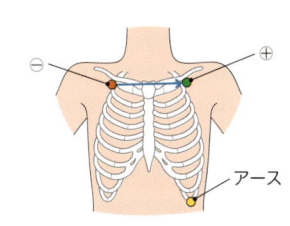

● Ⅲ誘導：RとL電極を交換
左季肋部（F）：プラス電極
左鎖骨下（L）：マイナス電極
右鎖骨下（R）：アース

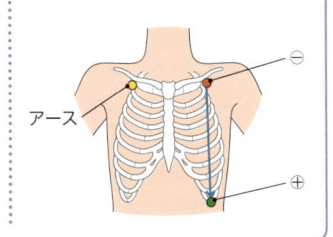

いろいろな心電図検査

安静時の標準12誘導心電図、モニター心電図のほかにも、日常生活や一定条件下での心電図変化を観察するための検査として、以下のようなものがあります。

● 運動負荷心電図

運動中や運動後の心電図変化を見るため行います。2段の階段を上り下りするマスター法、ベルトコンベアの上を走るトレッドミル法、自転車のペダルをこぐエルゴメーター法があります。

● ホルター心電図

24時間心電図検査ともいいます。携帯型の機器を装着し、普段どおりの日常生活を送ってもらい、24時間心電図を記録します。狭心症など発作時でないと異常が現れないような心疾患の診断に役立ちます。

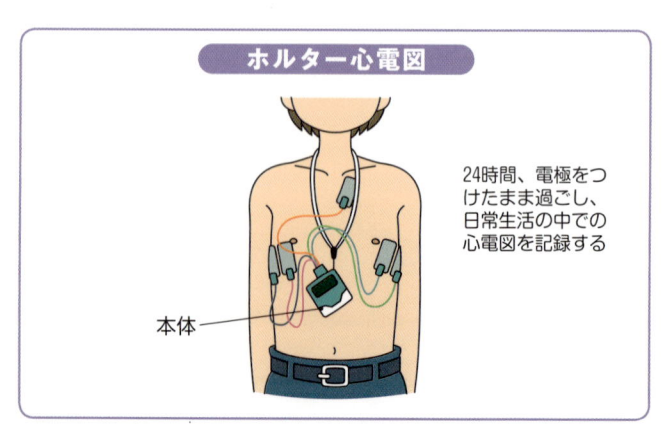

ホルター心電図

24時間、電極をつけたまま過ごし、日常生活の中での心電図を記録する

本体

心電図波形の見方

これだけはおさえよう！

- 心電図に現れる波形の各部位は、刺激伝導系の興奮と対応しており、**P波は心房**、**QRS波は心室**の興奮を表している。

- 心電図上の異常の現れ方から、心臓のどの部位に異常が起きているかを推測できる。

- 電気刺激の流れる方向を**ベクトル**といい、電極の位置（視点）によって波形の向きは変化する。

心電図の波形が表すもの

　心電図は、心臓の電気的な活動を記録したものだと説明してきました。心電図の波形は、電気刺激が流れる刺激伝導系と対応しています。心電図には、心房から心室へ、電気刺激が順番に伝わって行く様子が記録されています。

　一番初めに起こる小さな波を**P波**といい、その後はアルファベット順に**Q、R、S、T、U波**と続きます。また、波と波の間隔にもそれぞれ呼び方があります。各波の名称や間隔が示す位置についてよく把握しておきましょう。

　次ページでは、基本波形をもとに、各波が刺激伝導系とどのように対応しているのかを説明します。

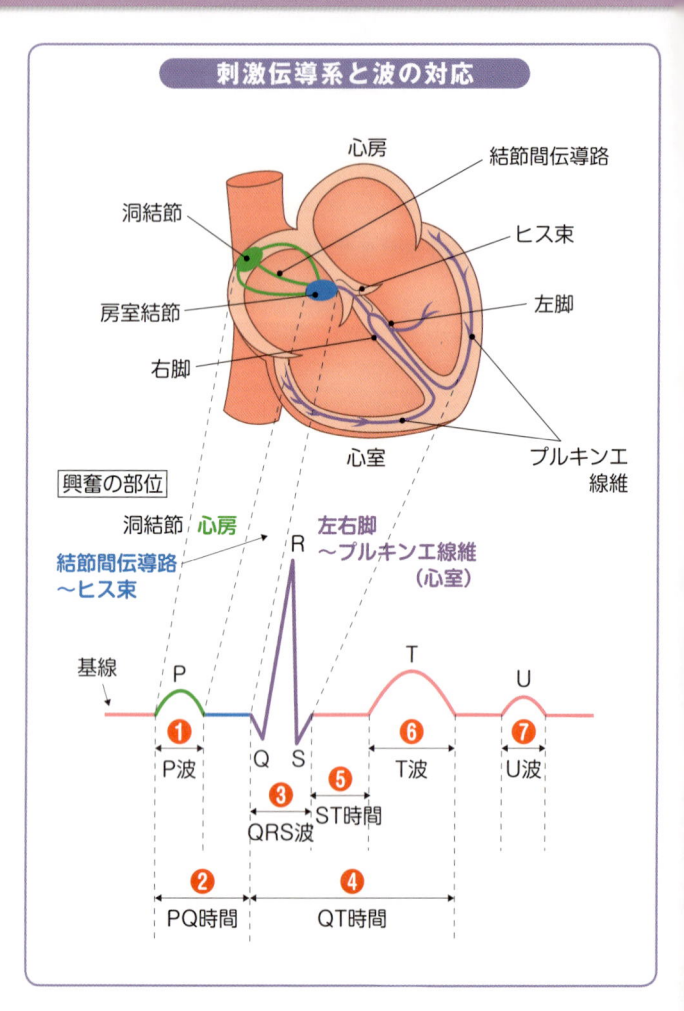

刺激伝導系と波の対応

心房
結節間伝導路
洞結節
ヒス束
房室結節
左脚
右脚
プルキンエ線維
心室

興奮の部位

洞結節　心房
結節間伝導路〜ヒス束
左右脚〜プルキンエ線維（心室）

基線　P　R　T　U

❶ P波
❷ PQ時間
❸ QRS波
❹ QT時間
❺ ST時間
❻ T波
❼ U波

Q S

32

心電図波形の見方

❶P波　心房の興奮を表します。
　P波の始まりから前3分の1までは右心房の興奮、中3分の1が両方の心房の興奮、後3分の1は左心房の興奮を表しています。これは、刺激の始まりとなる洞結節が右心房側に寄っているため、通常右心房が先に興奮し、それから左心房へと興奮が伝わっていくことと対応しています。

❷PQ時間　洞結節から房室結節への興奮伝導を表します。
　洞結節から結節間伝導路を通り房室結節へ興奮が伝わる過程です。P波の始まりからQ波の始まりまで。PQ間隔ともいいます。

❸QRS波　心室の興奮（脱分極）を表します。
　ヒス束から右脚・左脚、プルキンエ線維を通り心室の心筋細胞に興奮が伝わるまでを表しています。脱分極の状態です。

❹QT時間　心室の興奮開始から回復終了までを表します。
　QRS波の始まりからT波の終わりまで。QT間隔ともいいます。

❺ST時間　心室の興奮終了から回復を開始するまでの時間です。
　QRS波の終わりからT波の開始まで。ST部分ともいいます。

❻T波　心室が興奮から覚める過程（再分極）を表しています。
　興奮が心室のすみずみまで行き渡り、心室は弛緩を始めます。

❼U波　再分極の終わりを表します。
　1回の興奮がすべて終了し、心臓は静止状態に戻ります。

1　これだけおさえよう！心電図のキホン

さまざまなQRS波

QRS波は心室の興奮を表す最も大きい波ですが、さまざまな形が現れるので、その特徴を表すために表記についてもいくつかのルールがあります。

- QRS波の振れ幅(高さ)が大きい場合(5mm以上)は**大文字**、小さい場合(5mm以下)は**小文字**で表す
- 同じ波が複数ある場合は、**2番目の波にダッシュ(´)をつける**

以下に主なパターンを示します。パターン全部を覚えておく必要はありませんが、上記のルールは知っておきましょう。本書では脚ブロック ➡P.146 で、RR´やrSのパターンが登場します。

QRSのパターン

qRs	qR	Rs	RS	QR

Qr	QS	rS	rsR´	rsR´S´

ベクトルと波形の変化

心電図を見るためには、ベクトルの理解も必要です。ベクトルとは、方向と大きさをもった量です。ここでは、**心臓の電気刺激が流れていく向き**をいいます。心臓のベクトルは、刺激伝導系の洞結節を起点として、左下の心尖部に向かっています。

ここで重要になるのは視点です。心電図の測定時につける電極を男の子と考え、いろいろな場所から心臓を眺めているとしましょう。たとえば右上から心臓を眺めたとき、ベクトルは男の子（電極）から離れていきます。このように離れて行く場合、心電図では基線より下向きの**陰性波**として記録されます。左下から心臓を眺めた場合のベクトルは、男の子のほうに向かってきます。向かってくる場合は、基線より上向きの**陽性波**として記録されます。

このため、標準12誘導心電図では、同じときにとった心電図が、誘導によってさまざまな波形として記録されるのです ➡P.166。

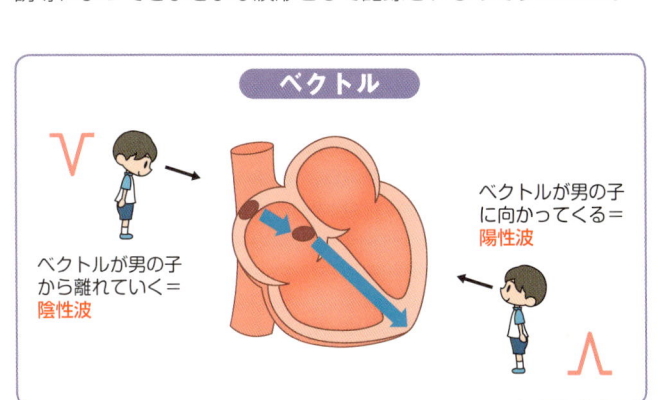

ベクトル

ベクトルが男の子から離れていく＝
陰性波

ベクトルが男の子に向かってくる＝
陽性波

記録紙の見方

☝ これだけはおさえよう！

- 記録紙の横軸は時間を表し、1mm＝0.04秒である。1秒は25mmである。

- 記録紙の縦軸は電位を表し、1mm＝0.1mVである。電位1mVは10mmになる。

- 心拍数はPP間隔またはRR間隔を測ることで求められる。太枠マスの数でおおよその心拍数が推定できる。

📚 記録紙は時間と電位の関係を表す

　心電図の記録紙は、1mm四方のマス目で区切られています。**横軸が時間、縦軸が電位**を表していて、5マスごとに太い線になっています。横軸は**1mm＝0.04秒**です。縦軸は、通常1mV＝10mmの感度で記録するため、**1mm＝0.1mV**となります。

　波の振れ幅（縦方向の揺れ）が大きければ電位が大きく変動したことを表し、横幅が広ければ広いほど刺激伝導の時間が長いことを表します。

　正常な波形と基準値を右に示します。一般に、幅が広い・狭いという場合はこの基準値より広いか狭いかということを示しています。

記録紙の見方

記録紙と正常波形の見本

1 これだけおさえよう！心電図のキホン

1mm＝0.1mV
5mm＝0.5mV
1mm＝0.04秒
5mm＝0.2秒

● 基準値

P波	0.06～0.10秒	（1.5～2.5mm）
PQ時間	0.12～0.20秒	（3.0～5.0mm）
QRS波	0.06～0.12秒	（1.5～3.0mm）
QT時間	0.36～0.44秒	（9.0～11.0mm）
T波	0.20～0.30秒	（5.0～7.5mm）

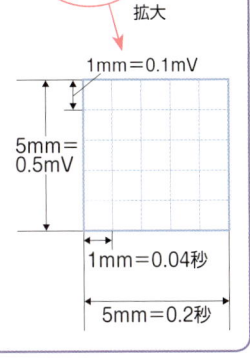

37

心拍数の求め方

心拍数はPP間隔またはRR間隔を測ればすぐにわかります。

たとえば、RR間隔が20mmの場合、0.04（秒）×20（mm）＝0.8秒となります。これが1分間（60秒）にいくつあるかということですから、60÷0.8＝75、つまり1分間の心拍数は75回と考えられます。

実際に心電図を見るときは、おおよその数がわかれば十分です。すぐに心拍数を割り出す最も簡単な方法として、300、150、100、75、60、という数字を丸暗記する方法があります。RR間隔の中に太枠（5mm）マスがいくつあるかを数え、1つなら300回／分、2つなら150回／分、……と簡単に求められます。

心拍数の求め方

- RR間隔の中にある太枠マスの数で心拍数がわかる

太枠マス……	1つ	2つ	3つ	4つ	5つ
心拍数………	300	150	100	75	60 回／分

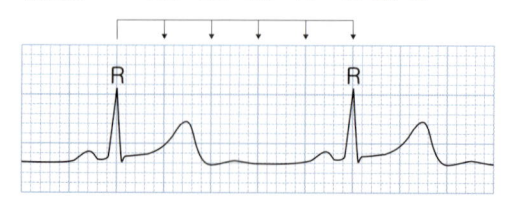

※この図の場合は太枠マス5つなので心拍数は60回／分となる

心電図の見方と対処

これだけはおさえよう！

- 心電図を見るときは、①心拍数、②患者の状態（安定・不安定）、③QRS幅、④RR間隔、⑤PとQRSの関係の5ステップでチェックする。

- 患者の意識がない場合は危険な状態なので、すぐに助けを呼んで心肺蘇生を開始し、ドクターコールする。

- すみやかな対処のため、アラームは適切に設定する。

5ステップで波形を見きわめよう

　心電図の異常を発見したり、アラームが鳴ったりしたら、早急に危険度を判断し、対応しなくてはなりません。ナースにとって一番大切なのは、波形を見て何の不整脈か詳しく解析することではありません。患者が危険な状態で緊急対応が必要なのか、ドクターコールをしなくてはならないのか、ナースだけで対応できるのか、といったことが判断できるかどうかが最も大切なことです。

　その判断と波形の見きわめのために、必ずおさえておきたい5つのステップがあります。その5つとは、①心拍数、②患者の状態、③QRS幅、④RR間隔、⑤PとQRSの関係、です。1つひとつについて、次ページから詳しく説明します。

STEP 1 心拍数を見る→頻脈か徐脈か

まず初めに、心拍数がどれくらいか（頻脈か徐脈か）を見ます。これは波形を見て、ひと目で判断できます（求め方 ➡P.38）。一般に、正常な人の心拍数は1分間に60～100回程度です。**100回／分以上を頻脈、60回／分以下を徐脈**と呼んでいます。

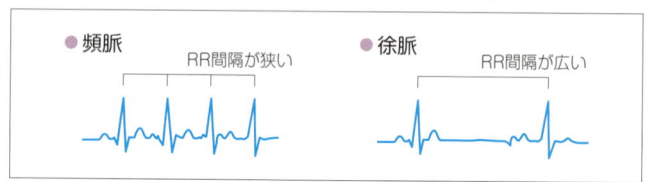

- **頻脈** RR間隔が狭い
- **徐脈** RR間隔が広い

不整脈は、心拍数によって、**頻脈性不整脈**と**徐脈性不整脈**の2つに大きく分けられます。頻脈性不整脈は、**心室細動**や**心室頻拍**、**頻脈性心房細動**などの不整脈が該当します。徐脈性不整脈は、**房室ブロック、洞不全症候群、徐脈性心房細動**などが該当します。不整脈の種類によっては、必ずしも心拍数の傾向が一定ではないものもありますが、頻脈か徐脈かを見るだけで、ある程度該当する不整脈がしぼられます。

STEP 2 患者の状態を見る

心電図に異常が見つかったとき、看護師の対応で重要なのは不整脈を特定することではありません。また、波形から不整脈が特定できたとしても、**患者の状態によって対処は異なってきます。**モニターで確認するのは頻脈か徐脈かにとどめ、**すぐに患者のもとへ行き、直接状態を確認する**ことが重要です。

患者の状態は、**意識・呼吸・循環障害の有無・自覚症状の有無**を見ていきます。観察は、フィジカルアセスメントを駆使して、視診・触診・聴診と症状の問診で行います。さらにバイタルサインの異常の有無を合わせて安定か不安定かを評価していきます。

【不安定な状態】

意識	意識がない、もうろうとしている、意識消失を繰り返すなど
呼吸	呼吸停止、徐呼吸（呼吸数8回／分以下など）、頻呼吸（呼吸数30回／分以上など）、経皮的酸素飽和度（SpO_2）90％以下、呼吸困難など
循環	血圧低下（収縮期血圧90mmHg以下など）、顔面蒼白、冷汗、冷感など
自覚症状	動悸、胸部不快感、胸痛、胸部圧迫感、めまい、気が遠くなる、気分不快など

基礎疾患によって急変の危険があるなど、緊急度が変わってくる場合もありますから、症状だけでなく、患者のもつ疾患などと合わせて確認することが大事です。

STEP3 波形を見る→QRS幅

①**心拍数**と②**患者の状態**を見たら、次に波形の特徴を把握しましょう。波形の見きわめに必要なポイントは、③**QRS幅**、④**RR間隔**、⑤**PとQRSの関係**の3つです。

QRS波は、刺激伝導系のヒス束以下の部位に対応しており、**心室の興奮の状態**を表しています。QRS幅は、正常な刺激伝導の場合は狭くなります。ヒス束以下の刺激伝導系に異常がある場

合や、心室筋で異常な興奮が起きている場合、心室の興奮伝導に時間がかかり、QRS幅が広くなります。QRS幅が広い場合は「緊急性が高い」、狭い場合は「少し待てる」と判断できます。

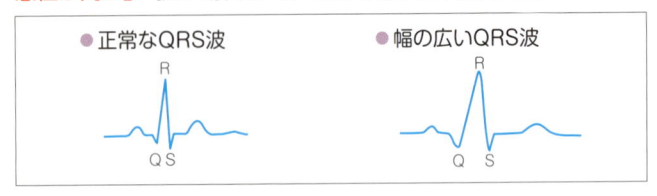

- ●正常なQRS波
- ●幅の広いQRS波

STEP 4 波形を見る→RR間隔

RR間隔では、心拍リズムの整・不整を見ます。RR間隔の不整は、刺激発生が一定ではないことを示します。

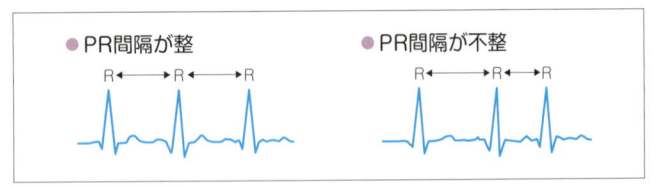

- ●PR間隔が整
- ●PR間隔が不整

STEP 5 波形を見る→PとQRSの関係

最後にP波とQRS波の関係を見ます。P波は洞結節からの刺激発生の状態を示しています。P波とQRS波の関係は、洞結節からの刺激と心室の興奮が対応しているかどうかを示しています。P波の有無と、PQ間隔は狭いか広いか、一定か不整かといった観点からチェックしましょう。

● P波の欠落　　　　● PQ間隔が不整

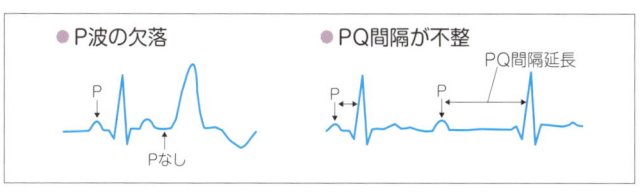

P48にはこのステップに基づいたフローチャートを掲載しています。この項目が心電図解析に役立つことがわかるでしょう。

アラームの設定について

アラームは患者の状態変化を知らせてくれますが、アラームや音量の設定を適切な状態にしておかないと、適切な対応ができません。適宜チェックしておくようにしましょう。

- **音量**は定められた大きさに設定しておきましょう。指定より小さくしたり、音を消したりしてはいけません。
- **心拍数の設定**は必ず患者に合った設定に直しておきましょう。初期設定のままでは適切な観察ができません。
- 電極や電池切れなどの**テクニカルアラーム**は事前にきちんと機器や電極を確認、対応することで防げます。
- アラーム音が何種類かある場合もあります。鳴っているのが何のアラームかわからず対処できないということがないよう、使われているアラーム音を把握しておきましょう。

なお、アラームが鳴ってから対応するだけでなく、普段から患者の心電図を定期的にチェックしておくことも大切です。リコール機能がついている場合は不整脈の発現がないか1〜2時間おきに確認しましょう。

心停止ならすぐに一次救命処置を！

患者が意識を失っている、脈拍が触知できない、血圧測定できない場合は、心臓がポンプ活動を停止してしまい、**心拍出量**がゼロになっている**心停止**です。**一刻も早い緊急処置が必要**ですから、すぐに応援を呼び、**AEDと救急カート**を手配し、**CPR（心肺蘇生法）**などの一次救命処置を開始し、ドクターコールしましょう（第4章「急変対応」参照）。

【心停止の不整脈】

不整脈	対処時の注意
心室細動 ➡P.50	除細動の適応。AEDなら自動的に心電図解析してくれる
無脈性心室頻拍 ➡P.54	
無脈性電気活動 ➡P.58	除細動の適応外。原因探索、アドレナリン・バソプレシン投与
心静止 ➡P.62	

上記の4つ以外にも、心室細動や心室頻拍に移行しやすい不整脈、血圧低下を起こしやすい不整脈などは緊急度が高いですから、覚えておくようにしましょう。

心拍出量とは？

- **心拍出量**（CO：cardiac output）とは、1分間に心臓から拍出される血液の量です。**心拍数**（HR：heart rate）（回／分）×1回拍出量（SV：stroke volume）（ml／分）で算出します。成人の安静時正常値は4〜8L／分です。

CHAPTER 2

心電図の読み方と対処

第2章の見方

緊急度はA（超緊急）、B（急いで対応）、C（緊急対応の必要なし）の3段階で示しています。

その不整脈が頻脈か徐脈かを表します。両方にあてはまる場合や、どちらでもない場合もあります。

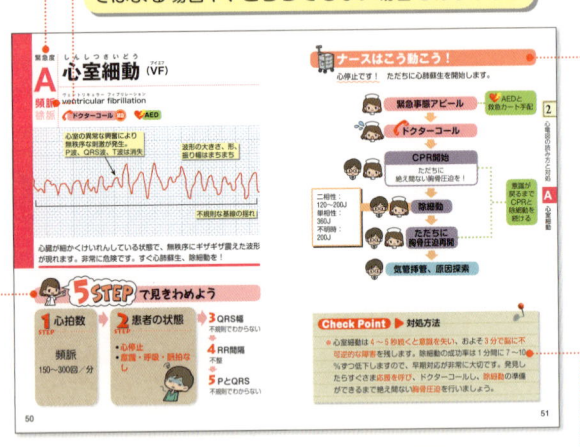

緊急度 A
頻脈

心室細動 (VF)
ventricular fibrillation

▶ドクターコール　▶AED

心室の異常な興奮により無秩序な刺激が発生。P波、QRS波、T波は消失

波の大きさ、形、振り幅はまちまち

不規則な基線の揺れ

心室が細かくけいれんしている状態で、無秩序にギザギザ震えた波形が現れます。非常に危険です。すぐ心肺蘇生、除細動を

5STEPで見きわめよう

1. **心拍数**　頻脈　150〜300回／分
2. **患者の状態**　・心停止　・意識・血圧・呼吸・脈拍なし
3. **QRS幅**　不規則でわからない
4. **RR間隔**　不整
5. **PとQRS**　不規則でわからない

ナースはこう動こう！

心停止です！ ただちに心肺蘇生を開始します。

緊急事態アピール → AEDと救急カートを手配
↓
ドクターコール
↓
CPR開始
　　　ただちに絶え間ない胸骨圧迫を行う
↓
二相性 120〜200J
単相性 360J
不均等 200J
除細動 → 意識が戻るまでCPRと除細動を続ける
↓
ただちに胸骨圧迫再開
↓
気管挿管、原因探索

緊急度 A
心室細動

Check Point ▶対処方法
● 心室細動は4〜5分経つと意識を失い、およそ3分で脳に不可逆的な障害を残します。除細動の成功率は1分間に7〜10％ずつ低下しますので、早期対応が非常に大切です。発見したらすぐさま応援を呼び、ドクターコール、除細動の準備ができるまで絶え間ない胸骨圧迫を行いましょう。

不整脈を見きわめるポイントです。1〜5の順に見ます。詳しい見方はP39〜43で説明しています。

1. **心拍数**　頻脈か徐脈かを見ます。
2. **患者の状態**　各波形が現れたとき患者が安定か不安定か、不安定なことが多い場合は具体的な症状を示しています。
3. **QRS幅**　QRS幅が広いか狭いかを見ます。
4. **RR間隔**　整か不整かを見ます。
5. **PとQRS**　PとQRS波の関係を見ます。

不整脈1つにつき4ページで解説しています。
まず5ステップで波形を見きわめ、対処方法、発生のしくみを知るという流れになっています。

👩‍⚕️はナース、👨‍⚕️はドクターの対応です。両方入っているものはどちらが行ってもよいものです。緊急のドクターコールには👨‍⚕️がついています。

不整脈発生のしくみを説明しています。

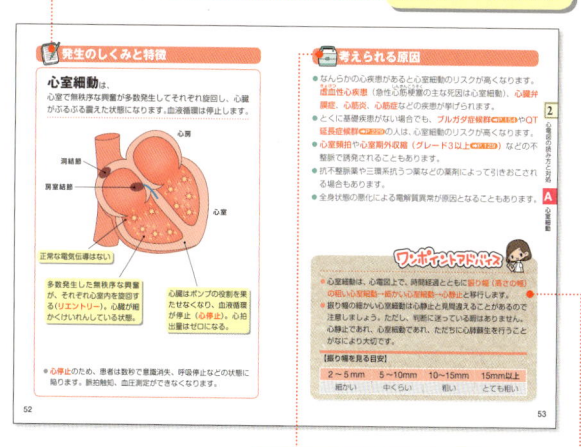

発生のしくみと特徴

心室細動は、
心室で無秩序な興奮が多数発生してそれぞれ旋回し、心臓がぶるぶる震えた状態になります。血液循環は停止します。

洞結節
房室結節
心房
心室

正常な電気伝導はない

多数発生した無秩序な興奮が、それぞれ心室内を旋回する（リエントリー）。心臓が細かくけいれんしている状態。

心臓はポンプの役割を果たせなくなり、血液循環が停止（心停止）し、心拍出量はゼロになる。

● **心停止**のため、患者は数秒で意識消失、呼吸停止などの状態に陥ります。脈拍触知、血圧測定ができなくなります。

考えられる原因

● なんらかの心疾患があると心室細動のリスクが高くなります。**虚血性心疾患**（急性心筋梗塞の主な死因は心室細動）、**心臓弁膜症**、**心筋炎**、**心筋症**などの疾患が挙げられます。
● とくに基礎疾患がない場合でも、ブルガダ症候群(P.188参照)やQT延長症候群(P.192参照)の人は、心室細動のリスクが高くなります。
● **心室頻拍**や**心室期外収縮（グレード3以上** P.138参照**）**などの不整脈で誘発されることもあります。
● 抗不整脈薬や三環系抗うつ薬などの薬剤によって引きおこされる場合もあります。
● 全身状態の悪化による電解質異常が原因となることもあります。

ワンポイントアドバイス

● 心室細動は、心電図上で、時間経過とともに**振り幅（高さ）の粗い、心室細動**～**細かい心室細動**～**心停止**と移行します。
● 振り幅の細かい心室細動は心静止と見間違えることがあるので注意しましょうただし、判断に迷っている暇はありません。心静止であれ、心室細動であれ、ただちに心肺蘇生を行うことが何にも増して大切です。

【振り幅を見る目安】

2～5mm	5～10mm	10～15mm	15mm以上
細かい	中くらい	粗い	とても粗い

不整脈が起こる原因として考えられるものを挙げています。

波形の特徴、治療方法などあわせて知っておきたいことがらをまとめています。

現場で役立つアドバイス。日々モニター心電図と向き合うナースの目線でまとめています。

心電図解析のフローチャート

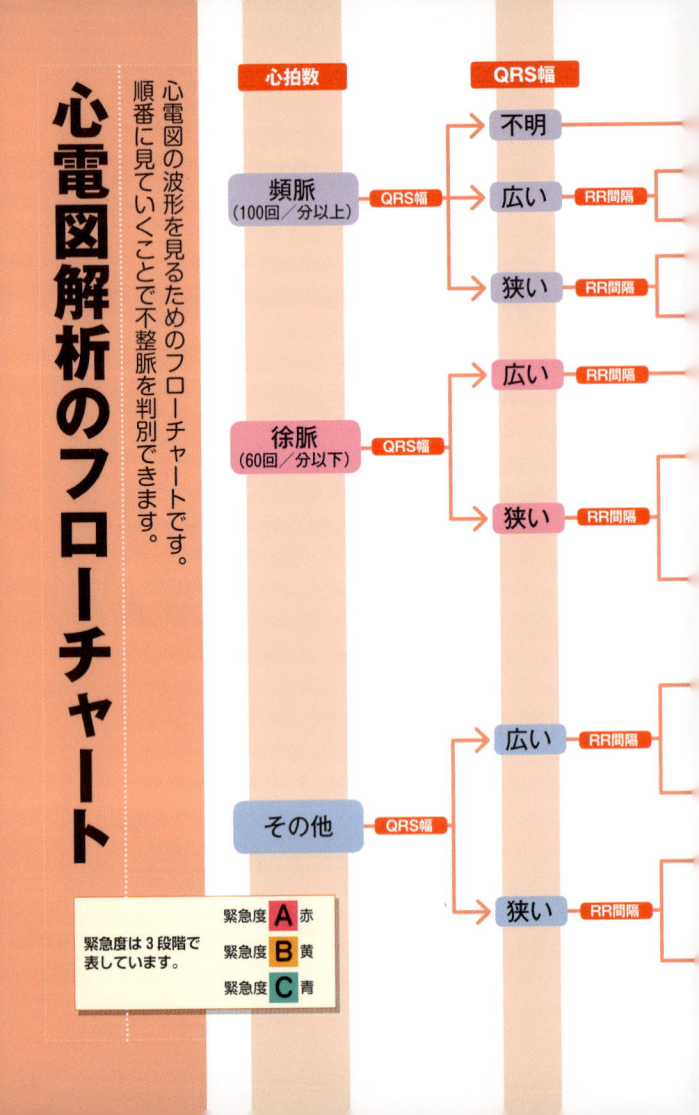

心電図の波形を見るためのフローチャートです。順番に見ていくことで不整脈を判別できます。

心拍数 / **QRS幅**

- 頻脈（100回/分以上） → QRS幅
  - 不明
  - 広い → RR間隔
  - 狭い → RR間隔
- 徐脈（60回/分以下） → QRS幅
  - 広い → RR間隔
  - 狭い → RR間隔
- その他 → QRS幅
  - 広い → RR間隔
  - 狭い → RR間隔

緊急度は3段階で表しています。
- 緊急度 A 赤
- 緊急度 B 黄
- 緊急度 C 青

RR間隔	PQ間隔	
→	→	心室細動（VF）→P50
→ 不整	→	多形性心室頻拍（多形性VT）→P70 トルサデポアン →P74
→ 整	→	単形性心室頻拍（単形性VT）→P66
→ 不整	→	頻脈性心房細動（AF）→P82
→ 整	→	発作性上室性頻拍（PSVT）→P78 心房粗動（AFL）→P86 洞性頻脈 →P94
→ 整	→	高カリウム血症 →P158
→ 不整	PQ間隔 不明	徐脈性心房細動（AFブラディ）→P122
	不定	Ⅱ度房室ブロック モビッツⅠ型：ウェンケバッハ型 →P106
	一定	Ⅱ度房室ブロック モビッツⅡ型 →P110 洞不全症候群（SSS）→P118
→ 整	PQ間隔 不定	Ⅲ度房室ブロック（完全房室ブロック）→P114
	一定	洞性徐脈（サイナスブラディ）→P98 Ⅰ度房室ブロック →P102
→ 不整	→	多源性心室期外収縮（多源性PVC）→P130 連発性心室期外収縮 →P134 R on T型心室期外収縮 →P138 心室期外収縮（PVC）→P126
→ 整	→	WPW症候群 →P90 脚ブロック（BBB）→P146 心室ペーシング（VVIモード）→P191 心房心室ペーシング（DDDモード）→P192
→ 不整	→	上室期外収縮（SVPC）→P142
→ 整	→	ST上昇 →P168〜185 低カリウム血症 →P162 ST低下 →P168〜185 房室接合部調律 →P150 ブルガダ型心電図 →P154 心房ペーシング（AAIモード）→P190

緊急度 **A**
頻脈
徐脈

心室細動 (VF)
しんしつさいどう

ヴェントリキュラー フィブリレーション
ventricular fibrillation

🩺 ドクターコール 緊急　❤️ AED

心室の異常な興奮により無秩序な刺激が発生。P波、QRS波、T波は消失

波形の大きさ、形、振り幅はまちまち

不規則な基線の揺れ

心臓が細かくけいれんしている状態で、無秩序にギザギザ震えた波形が現れます。非常に危険です。すぐ心肺蘇生、除細動を！

5 STEP で見きわめよう

1 STEP 心拍数
頻脈
150〜300回／分

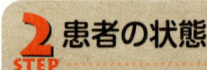

2 STEP 患者の状態
- 心停止
- 意識・呼吸・脈拍なし

3 QRS幅
不規則でわからない

4 RR間隔
不整

5 PとQRS
不規則でわからない

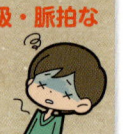

ナースはこう動こう！

心停止です！　ただちに心肺蘇生を開始します。

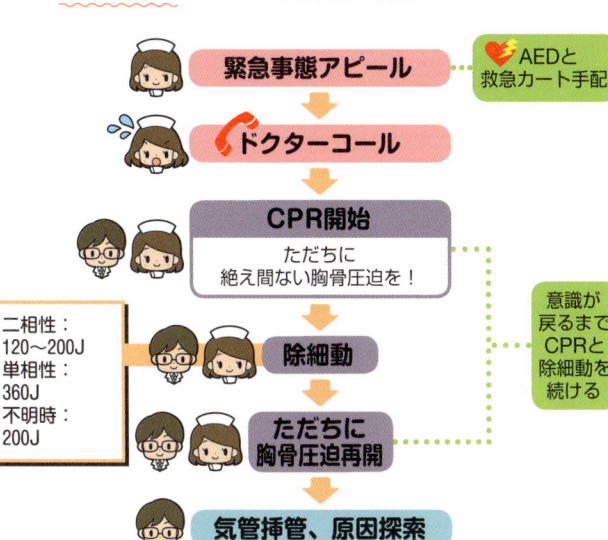

```
緊急事態アピール  →  AEDと救急カート手配
      ↓
  ドクターコール
      ↓
   CPR開始
ただちに絶え間ない胸骨圧迫を！
      ↓
    除細動  ┐
      ↓    │ 意識が戻るまでCPRと除細動を続ける
ただちに胸骨圧迫再開 ┘
      ↓
 気管挿管、原因探索
```

二相性：120～200J
単相性：360J
不明時：200J

2. 心電図の読み方と対処
A. 心室細動

Check Point ▶ 対処方法

- 心室細動は **4～5秒**続くと意識を失い、およそ **3分**で脳に**不可逆的な障害**を残します。除細動の成功率は1分間に7～10％ずつ低下しますので、早期対応が非常に大切です。発見したらすぐさま**応援を呼び**、ドクターコールし、**除細動**の準備ができるまで絶え間ない**胸骨圧迫**を行いましょう。

発生のしくみと特徴

心室細動は、
心室で無秩序な興奮が多数発生してそれぞれ旋回し、心臓がぶるぶる震えた状態になります。血液循環は停止します。

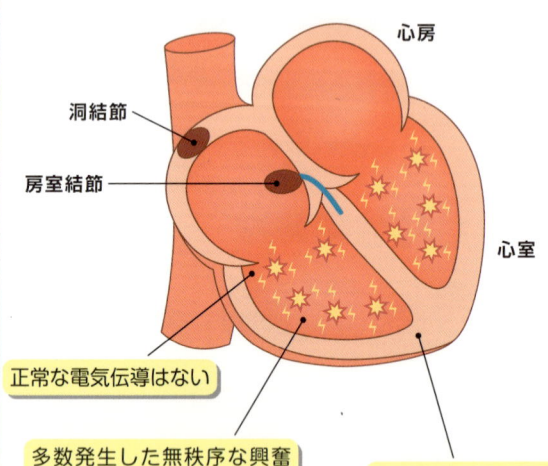

心房

洞結節

房室結節

心室

正常な電気伝導はない

多数発生した無秩序な興奮が、それぞれ心室内を旋回する(リエントリー)。心臓が細かくけいれんしている状態。

心臓はポンプの役割を果たせなくなり、血液循環が停止(心停止)。心拍出量はゼロになる。

- **心停止**のため、患者は数秒で意識消失、呼吸停止などの状態に陥ります。脈拍触知、血圧測定ができなくなります。

考えられる原因

- なんらかの心疾患があると心室細動のリスクが高くなります。**虚血性心疾患**（急性心筋梗塞の主な死因は心室細動）、**心臓弁膜症**、**心筋炎**、**心筋症**などの疾患が挙げられます。
- とくに基礎疾患がない場合でも、**ブルガダ症候群 ➡P.155** や **QT延長症候群 ➡P.229** の人は、心室細動のリスクが高くなります。
- **心室頻拍**や**心室期外収縮**（**グレード3以上 ➡P.129**）などの不整脈で誘発されることもあります。
- 抗不整脈薬や三環系抗うつ薬などの薬剤によって引きおこされる場合もあります。
- 全身状態の悪化による電解質異常が原因となることもあります。

ワンポイントアドバイス

- 心室細動は、心電図上で、時間経過とともに**振り幅（高さの幅）の粗い心室細動→細かい心室細動→心静止**と移行します。
- 振り幅の細かい心室細動は心静止と見間違えることがあるので注意しましょう。ただし、判断に迷っている暇はありません。心静止であれ、心室細動であれ、ただちに心肺蘇生を行うことがなにより大切です。

【振り幅を見る目安】

2〜5mm	5〜10mm	10〜15mm	15mm以上
細かい	中くらい	粗い	とても粗い

緊急度 **A**
頻脈
徐脈

無脈性心室頻拍 (Pulseless VT)

む みゃくせいしんしつひんぱく
（パルスレス ブイティ）

パルスレス ヴェントリキュラー タキカルディア
pulseless ventricular tachycardia

🚨 ドクターコール 緊急　　💛 AED

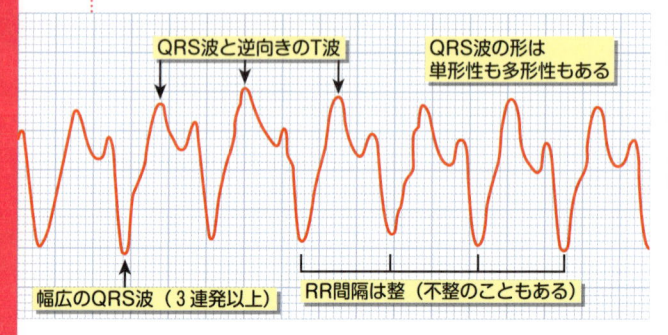

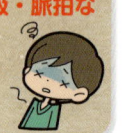

- QRS波と逆向きのT波
- QRS波の形は単形性も多形性もある
- 幅広のQRS波（3連発以上）
- RR間隔は整（不整のこともある）

心室で異常な興奮が発生し繰り返し、幅の広いQRS波が3連発以上続きます。脈拍のない心停止の状態。すぐに緊急処置を！

5 STEP で見きわめよう

STEP 1 心拍数
頻脈
120〜250回／分

STEP 2 患者の状態
- 心停止
- 意識・呼吸・脈拍なし

STEP 3 QRS幅
広い

STEP 4 RR間隔
ほぼ整

STEP 5 PとQRS
関係なくなる
P波はみられない

ナースはこう動こう！

心停止です！　ただちに心肺蘇生を開始します。

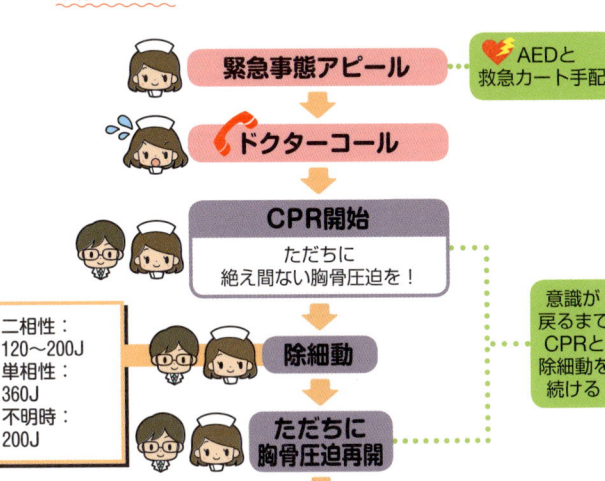

```
緊急事態アピール  ……  AEDと救急カート手配
      ↓
  ドクターコール
      ↓
    CPR開始
 ただちに絶え間ない胸骨圧迫を！
      ↓
    除細動          ……  意識が戻るまでCPRと除細動を続ける
      ↓
ただちに胸骨圧迫再開
      ↓
  気管挿管、原因探索
```

二相性：120〜200J
単相性：360J
不明時：200J

2　心電図の読み方と対処

A　無脈性心室頻拍

Check Point ▶ 不整脈の特徴

- 無脈性心室頻拍は心室頻拍の一種なので、単形性心室頻拍 ➡P.66、多形性心室頻拍 ➡P.70、トルサデポアン ➡P.74 と成り立ちは同じです。QRS波の形は、単形性から多形性までさまざまです。
- 心室頻拍のうち脈がないもの（心停止）を無脈性心室頻拍と呼んでいます。

55

発生のしくみと特徴

無脈性心室頻拍は、
心室で異常な興奮が発生しリエントリーが起こる状態で、心停止を引きおこします。

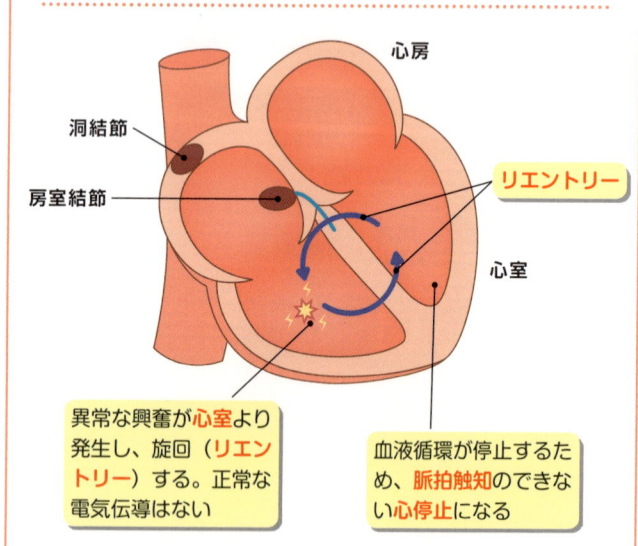

心房

洞結節

房室結節

リエントリー

心室

異常な興奮が心室より発生し、旋回（リエントリー）する。正常な電気伝導はない

血液循環が停止するため、脈拍触知のできない心停止になる

- 心室頻拍は房室解離の一種で、心房と心室の興奮が解離しており、それぞれがバラバラに収縮している状態です。よって心電図上ではP波とQRS波はバラバラに現れます。P波は不明瞭ですが、ときとして確認することができます。
- 刺激伝導系を介さず興奮が心室内を伝導するため、心電図上ではQRS波の幅が広くなります（刺激伝導系による刺激伝達の場合、QRS幅は狭い）。

考えられる原因

- 心室頻拍は、**虚血性心疾患**、**心臓弁膜症**、**心筋症**、先天性心疾患など基礎疾患のある患者に起こりやすい不整脈です。心室領域で虚血や梗塞が起こると、異常な心筋の周囲で刺激伝導が遅くなり、異所性刺激が発生する原因となります。
- **電解質異常**で起こることもあります。
- QT延長作用のある薬剤 ➡P.73 によって引きおこされることもあります。また、先天性QT延長症候群でも心室頻拍のリスクが高くなります。
- 基礎疾患がなくても、心室筋の変性などにより発生する場合もあります。

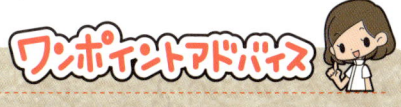

ワンポイントアドバイス

- 心室細動とは違った波形に見えますが、症状や看護師のとる対応は**心室細動とまったく同じ**です。
- **30秒以上**続く心室頻拍は心室細動に変化しやすく早急対処が必要です。
- 無脈性心室頻拍の場合は**心停止**ですから、ただちに心肺蘇生とAEDまたは除細動をかけなくてはなりません。ただし、心室頻拍でも、**患者の意識があるときや、胸部症状を訴えたりしていないときは時間的な猶予があります**ので、落ち着いて対処することが必要です。

緊急度 **A**
頻脈
徐脈

無脈性電気活動 (PEA)

むみゃくせいでんきかつどう / ピーイーエー

pulseless electrical activity
バルスレス エレクトリカル アクティヴィティー

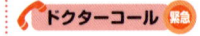

🔔ドクターコール 緊急　💗AED

> どんな波形でも脈の触知ができなければすべてPEA
> （ただし、多くの波形はQRS幅が広く徐脈）

心電図上でなんらかの波形が出ていても、脈拍の触知ができないものをすべてPEAとみなします（VF、無脈性VTを除く）。

5 STEP で見きわめよう

STEP 1 心拍数
さまざま

STEP 2 患者の状態
- 心停止
- 意識・呼吸・脈拍なし

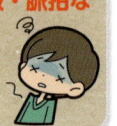

3 QRS幅
さまざま

4 RR間隔
整も不整もあり

5 PとQRS
さまざま

ナースはこう動こう！

心停止です！　ただちに心肺蘇生を開始します。

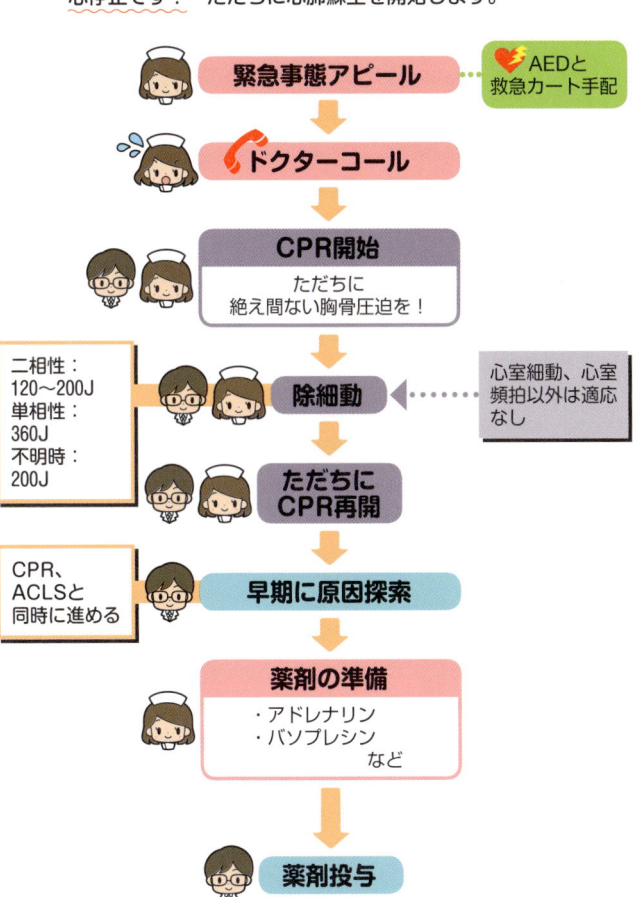

緊急事態アピール ……→ AEDと救急カート手配

↓

ドクターコール

↓

CPR開始
ただちに絶え間ない胸骨圧迫を！

↓

二相性：120～200J
単相性：360J
不明時：200J

除細動 ◄…… 心室細動、心室頻拍以外は適応なし

↓

ただちにCPR再開

↓

CPR、ACLSと同時に進める

早期に原因探索

↓

薬剤の準備
・アドレナリン
・バソプレシン
　　　　　　　　など

↓

薬剤投与

2 心電図の読み方と対処

A 無脈性電気活動

発生のしくみと特徴

無脈性電気活動は、
心筋が電気的に脱分極しているのに収縮がない、または収縮が弱すぎる状態で、心停止をまねきます。

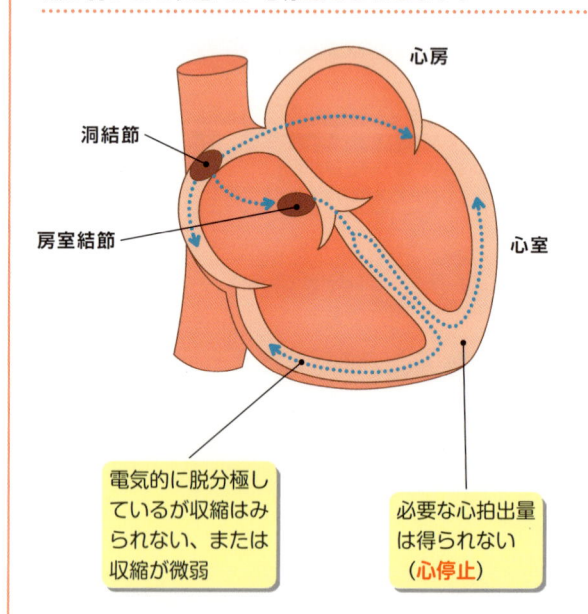

- 心房
- 洞結節
- 房室結節
- 心室

電気的に脱分極しているが収縮はみられない、または収縮が微弱

必要な心拍出量は得られない（心停止）

- 心筋が収縮できないか、微弱な収縮という意味合いから見ると、同じく収縮が十分でない状態で起きる心室固有調律や心室補充調律、除細動後心室固有調律、徐脈性心静止調律などもPEAに含まれます。

考えられる原因

- 心電図上、**広いQRS波のときは原因が心臓に由来**することが多く、狭いQRS波のときは原因が心臓以外に由来することが多いです。
- PEAの原因はH'sとT'sの11項目が挙げられています。

H's	T's
循環血液量減少（Hypovolemia）	毒物（Toxin）
低酸素症（Hypoxia）	心タンポナーデ（Tamponade）
水素イオン（Hydrogen ion）（アシドーシス）	緊張性気胸（Tension pneumothorax）
高／低カリウム血症（Hyper/Hypo-kalemia）	血栓症（Thrombosis）
低血糖（Hypoglycemia）	外傷（Trauma）
低体温（Hypothermia）	ー

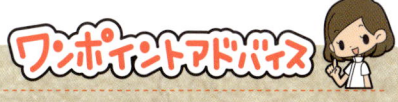

ワンポイントアドバイス

- PEAの原因として最も一般的なのは**循環血液量減少**と**低酸素症**で、これらは容易に治療することができます。原因にこれらが隠れていないかを探すことが大切です。
- 外傷以外で循環血液量減少をきたす原因は体内での出血と脱水であり、PEAでしかも狭いQRS波の頻拍である場合はまず**輸液負荷**を考慮します。
- 心電図上に波形があっても、脈の触知ができないものはすべてPEAです。波形だけを見て安心するのではなく、**必ず患者のもとに行って状態を確認する**ことが何より大切です。

緊急度 **A** 頻脈 徐脈

しんせいし
心静止

エイシストール
asystole

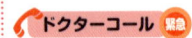

🩺ドクターコール 緊急　💓AED

> ときにP波が見られることもあるが、心静止でQRS波が確認できることはない

平坦な線のみ（フラットライン）

心静止は心臓の収縮が停止し、心電図上に電気活動が認められない状態です。平坦な1本の基線のみになります。

5STEPで見きわめよう

STEP1 心拍数
なし

STEP2 患者の状態
- 心停止状態
- 意識・呼吸・脈拍なし

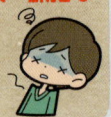

3 QRS幅
4 RR間隔
5 PとQRS

1本の平坦な基線のみ。整合性のある波形は認められない

ナースはこう動こう!

心停止です! ただちに心肺蘇生を開始します。

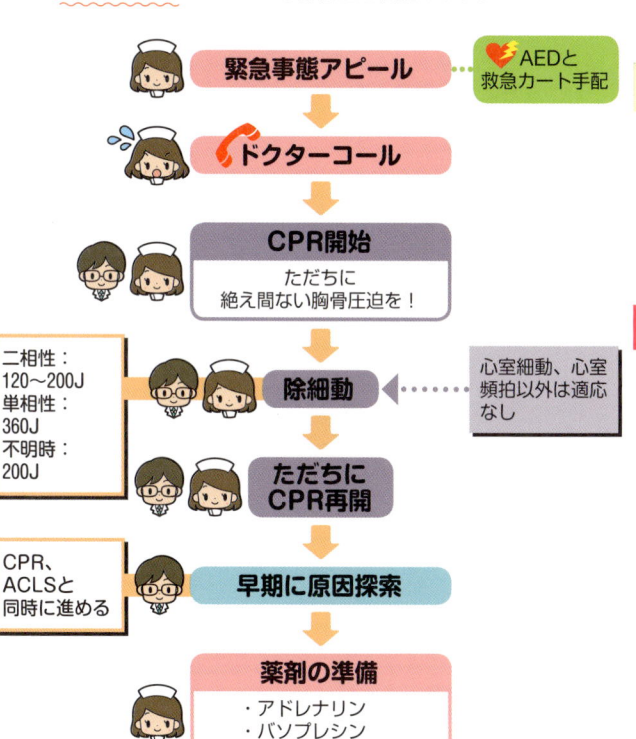

緊急事態アピール …… AEDと救急カート手配

↓

ドクターコール

↓

CPR開始
ただちに絶え間ない胸骨圧迫を!

↓

二相性:
120～200J
単相性:
360J
不明時:
200J

除細動 ◁…… 心室細動、心室頻拍以外は適応なし

↓

ただちにCPR再開

↓

CPR、ACLSと同時に進める

早期に原因探索

↓

薬剤の準備
・アドレナリン
・バソプレシン
・アトロピン など

↓

薬剤投与

2 心電図の読み方と対処

A 心静止

発生のしくみと特徴

心静止は、
しんきん
心筋に広範囲な虚血が起こり、収縮が停止し、電気刺激も
ない状態です。心臓の動きが止まってしまっています。

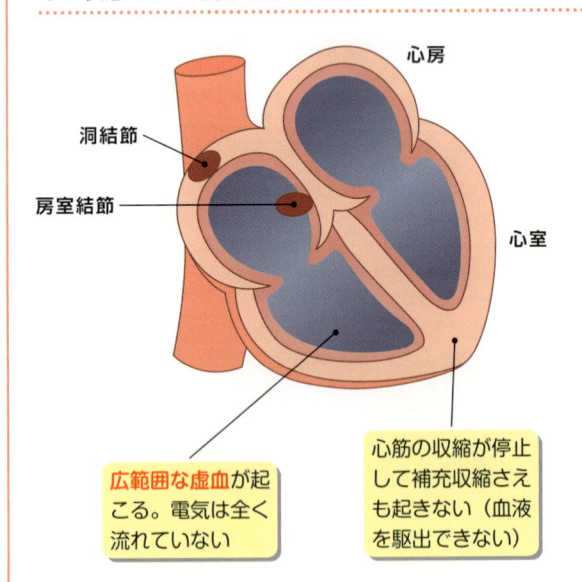

心房

洞結節

房室結節

心室

広範囲な虚血が起こる。電気は全く流れていない

心筋の収縮が停止して補充収縮さえも起きない（血液を駆出できない）

- 心室の収縮活動は認められないか、認められたとしても6回／分以下となります。
- 心電図上、P波は同定できず、**整合性のあるQRS波は認められません**。
- 心静止が持続した場合、心筋が長時間虚血状態にあるため予後は非常によくありません。

考えられる原因

- あらゆる基礎疾患、虚血性心疾患、低酸素症、各種不整脈が原因となります。PEAと同様の原因 ➡P.61 で起こりうるため、心肺蘇生と同時にH´sとT´sで治療可能な原因の探索を進めます。
- 心静止は心停止が長時間続いた場合、最期に認められる波形で、当初、心室細動や心室頻拍であっても、蘇生活動の末、脈が戻らなければ、最期のリズムは心静止となります。
- 心静止と心停止、言葉は似ていますが、心静止は心臓が動かない状態を指し、心停止は心臓が動いていても血液を送り出せない状態をまとめた表現ととらえてください。

ワンポイントアドバイス

- 心電図の感度が低かったり、リードが外れたりしていると心静止のような波形になることがあります。また、振り幅の細かい心室細動を心静止と見間違えることがあります。心電図の感度やリード線を確認することも大切です。
- 心室細動か心静止か判断がつかないときには、最初にAEDを試みて、除細動により回復しうる不整脈でないことを確認してみることも1つの手段です（AEDの心電図解析により心静止と判断された場合は、除細動は行われません）。
- 予後は非常に悪く、死後硬直が出るなどして蘇生中止の判断をしなくてはならないこともあります。リビングウィルやDNAR（do not attempt resuscitation：患者本人または代理者の意志により心肺蘇生を行わないこと）など患者の意思による場合もあります。

緊急度 A

頻脈
~~徐脈~~

単形性心室頻拍（単形性VT）

たんけいせいしんしつひんぱく（たんけいせいブイティ）

モノモルフィック ヴェントリキュラー タキカルディア
monophic ventricular tachycardia

🩺 ドクターコール 緊急　　💟 AED

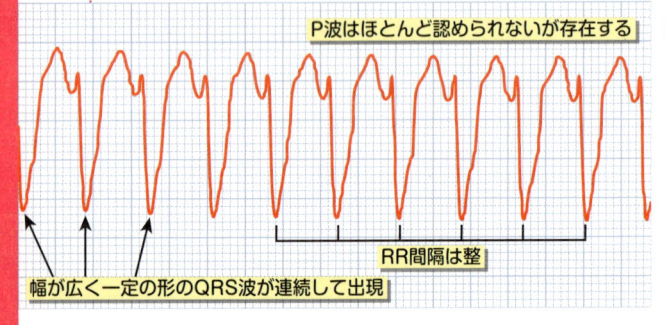

- P波はほとんど認められないが存在する
- RR間隔は整
- 幅が広く一定の形のQRS波が連続して出現

心室筋の異常な興奮（心室期外収縮）が3回以上続く状態を心室頻拍といいます。患者の状態と持続時間により対処が異なります。

5 STEP で見きわめよう

STEP 1 心拍数
頻脈
120〜250回/分

STEP 2 患者の状態
- 血圧低下、失神
- 動悸、気分不快
- 起立性調節障害

STEP 3 QRS幅
広い（形は一定）

STEP 4 RR間隔
整

STEP 5 PとQRS
関係なくなる
P波はみられない

ナースはこう動こう！

患者の意識レベル、脈がふれるかをすぐに確認します。

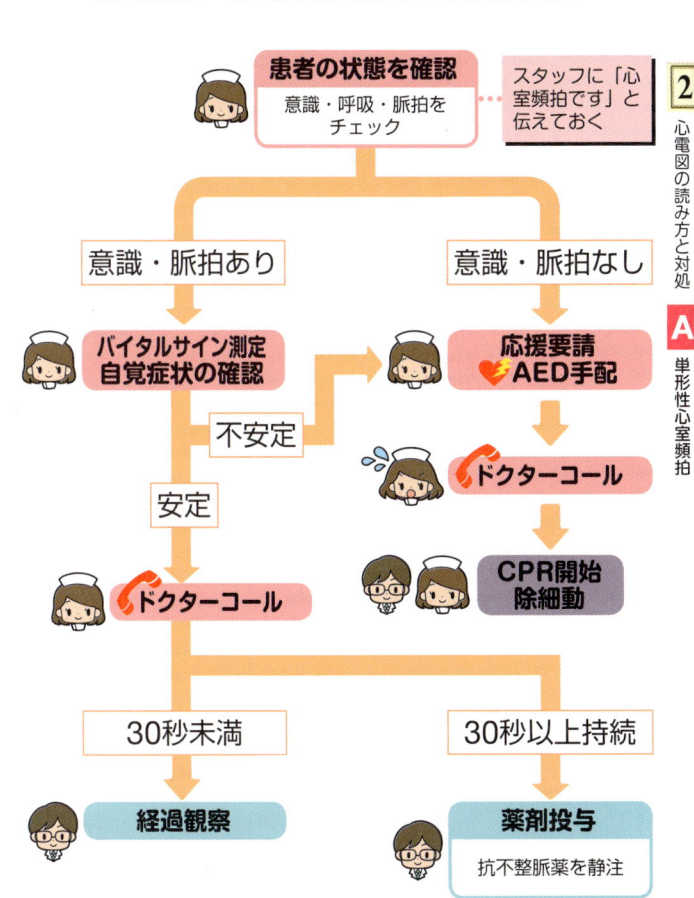

患者の状態を確認
意識・呼吸・脈拍をチェック

　→ スタッフに「心室頻拍です」と伝えておく

意識・脈拍あり
→ **バイタルサイン測定 自覚症状の確認**
　- 安定 → **ドクターコール**
　- 不安定 → **応援要請 AED手配**

意識・脈拍なし
→ **応援要請 AED手配**
→ **ドクターコール**
→ **CPR開始 除細動**

- 30秒未満 → **経過観察**
- 30秒以上持続 → **薬剤投与**（抗不整脈薬を静注）

2　心電図の読み方と対処

A　単形性心室頻拍

発生のしくみと特徴

単形性心室頻拍は、
心室の一部から異常な興奮が繰り返し発生し、リエントリーを起こしている状態です。

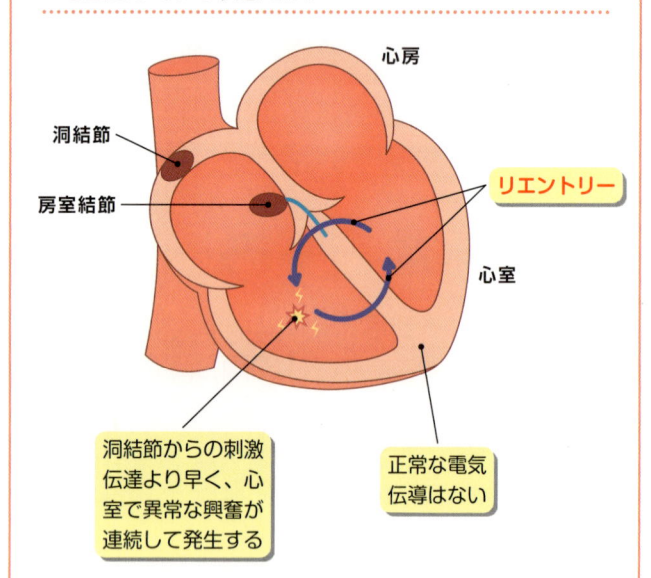

心房

洞結節

房室結節

リエントリー

心室

洞結節からの刺激伝達より早く、心室で異常な興奮が連続して発生する

正常な電気伝導はない

- 1か所で発生した興奮が心室内を伝導するため、心電図上では幅が広い同じ形のQRS波が現れます（**単形性心室頻拍**）。
- 30秒以上持続するものを**持続性心室頻拍**、持続時間が30秒未満のものを**非持続性心室頻拍**といいます。
- 持続性心室頻拍は未治療だと不安定な心室頻拍となり、**心室細動に移行**するおそれがあります。

考えられる原因

- 心室頻拍は、もともと**急性心筋梗塞**などの心疾患をもっている場合に出現することが多く、それらの心疾患が重症である可能性が考えられます。その他、**心筋症、心筋炎、弁膜症、重症心不全**などが原因となります。
- 心疾患のある患者は心機能が低下していることが多いため、心室頻拍が出現し有効な心拍出量が保てなくなると、**心室細動への移行**など重篤な状態になることがあり注意が必要です。
- 心疾患がなくても心室頻拍が起こることがあり、これを**突発性心室頻拍**といいます。この場合、心室細動に移行したり突然死したりするリスクは低いですが、心拍出量が減ると起こる症状（起立性調節障害、低血圧、失神など）が現れる場合があります。

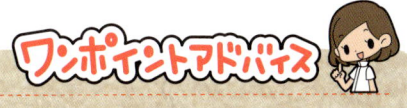

ワンポイントアドバイス

- 心電図上、心室頻拍の**リズムは規則正しく速い（心拍数120〜250回／分）**ため、正常波形（洞調律）との区別が簡単です。
- 心室頻拍を起こすと、心拍出量が減ることにより、**血圧低下や失神**などの症状が現れることがあります。
- **動悸や気分不快のみ**で血圧低下はない場合もあります。
- 心室頻拍の前兆として、**心室期外収縮 ➡P.126**の多発や頻発、**R on T型心室期外収縮 ➡P.138**があり、それらを見逃さないことが重要です。

緊急度 A

頻脈
徐脈

多形性心室頻拍（多形性VT）
たけいせいしんしつひんぱく（たけいせいブイティ）

ポリモルフィック ヴェントリキュラー タキカルディア
polymorphic ventricular tachycardia

🔔 ドクターコール 緊急　💓 AED

> P波はほとんど認められないが存在する

> 幅の広いさまざまな形のQRS波が連続して出現

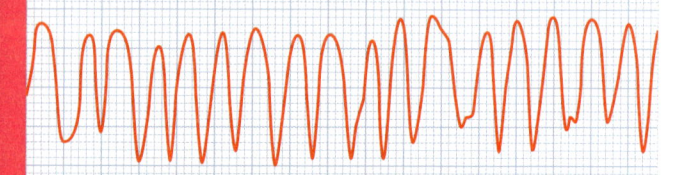

心室での異常な興奮が連続して現れる心室頻拍のうち、変化に富んだQRS波が生じるものを多形性心室頻拍といいます。

5 STEP で見きわめよう

STEP 1 心拍数
頻脈
120〜250回／分

STEP 2 患者の状態
- 血圧低下、失神
- 起立性調節障害

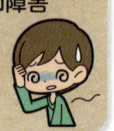

STEP 3 QRS幅
広い（形はさまざま）

STEP 4 RR間隔
不整

STEP 5 PとQRS
関係なくなる
P波はみられない

ナースはこう動こう！

患者の状態をすぐに確認。意識・脈拍がない場合は緊急処置。

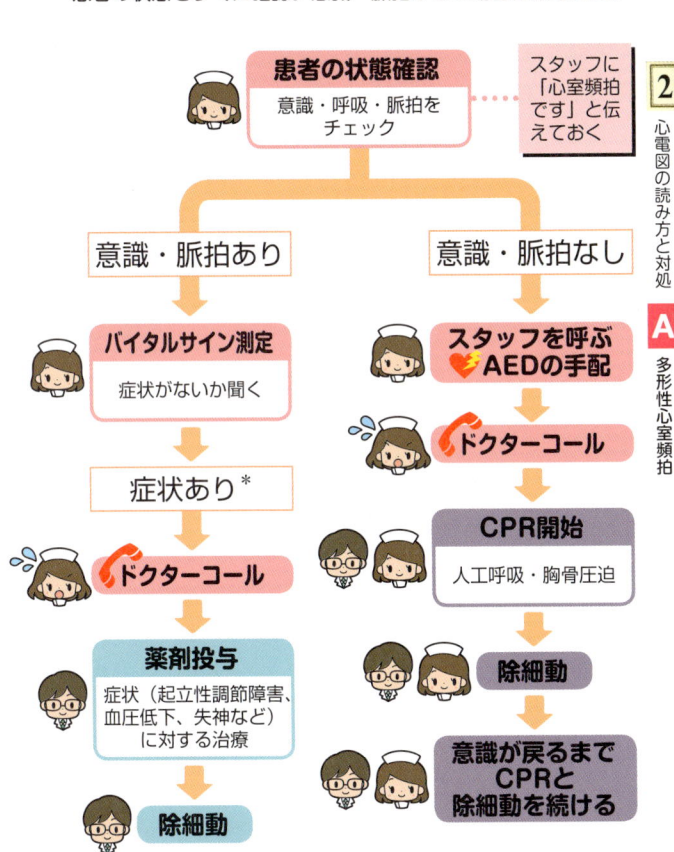

2 心電図の読み方と対処　A 多形性心室頻拍

```
           患者の状態確認
           意識・呼吸・脈拍を     ……  スタッフに
           チェック                   「心室頻拍
                                      です」と伝
                                      えておく
```

┌─ 意識・脈拍あり ─┐   ┌─ 意識・脈拍なし ─┐

意識・脈拍あり側：

- **バイタルサイン測定**
  症状がないか聞く
- 症状あり＊
- **ドクターコール**
- **薬剤投与**
  症状（起立性調節障害、血圧低下、失神など）に対する治療
- **除細動**

意識・脈拍なし側：

- **スタッフを呼ぶ／AEDの手配**
- **ドクターコール**
- **CPR開始**
  人工呼吸・胸骨圧迫
- **除細動**
- **意識が戻るまでCPRと除細動を続ける**

＊症状のない場合は経過観察

発生のしくみと特徴

多形性心室頻拍は、
異常な興奮が心室の数か所から発生し、旋回します。致死的な不整脈に移行しやすいため注意が必要です。

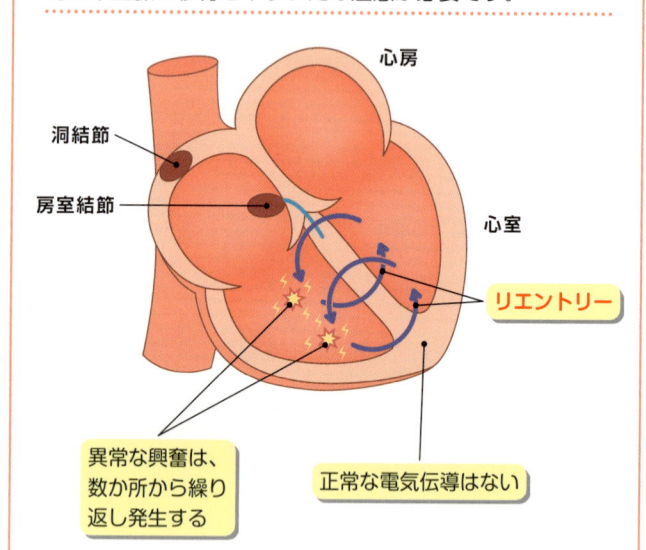

心房
洞結節
房室結節
心室
リエントリー
異常な興奮は、数か所から繰り返し発生する
正常な電気伝導はない

- 単形性心室頻拍 ➡P.66 と同様に興奮が心室内を伝導するため、心電図上では**QRS波の幅は広い**です（**形はさまざまに変化し、一貫しません＝多形性心室頻拍**）。
- 持続する多形性心室頻拍はほとんどありません。
- 一般的に有効な心拍出量が保てず、**致死的な不整脈**へと移行しやすいです。

考えられる原因

- 心室頻拍は、**急性心筋梗塞**など心疾患をもともともっている場合に出現することが多いです。**心筋症**や**心筋炎、弁膜症、重症心不全**なども原因となります。心室頻拍が出現するということは、もともとの心疾患が重症である可能性が考えられます。
- 心疾患をもっている患者は心機能が低下していることが多いため、心室頻拍の出現により有効な心拍出量が保てなくなると、**心室細動への移行**など重篤な状態に陥りやすいです。
- また、**QT時間の延長**が心室頻拍を引きおこすことがあります。先天性QT延長症候群のほか、QT時間延長の作用のある薬剤も原因となりえます。

【QT時間を延長させる薬】

プロカインアミド（アミサリン）	ソタロール（ソタコール）
アミオダロン（アンカロン）	ジゴキシン（ジゴシン）

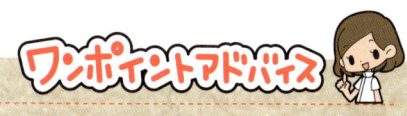

ワンポイントアドバイス

- 多形性心室頻拍は、とくに**無脈性心室頻拍や心室細動に急速に移行し悪化しやすい**ので迅速な対応が必要です。
- 心電図上、**幅の広いQRS波**は、一般的に**要注意の波形**といえます。まずは患者のベッドサイドに行くことが大切です。

緊急度 **A**
頻脈
徐脈

トルサデポアン

トルサード ド ポアンツ
torsades de pointes

ドクターコール 緊急　AED

QRS波は基線を中心にねじれるように変化する
（上向き〜下向きの変化をくり返す）

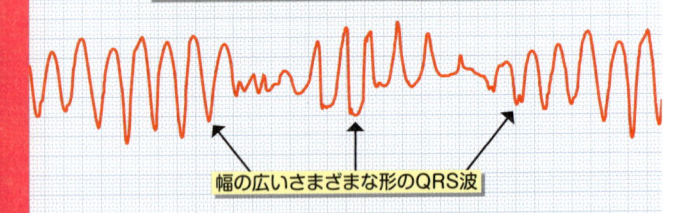

幅の広いさまざまな形のQRS波

トルサデポアンは、多形性心室頻拍の一種で、波形の「ねじれ」が特徴です。すぐに患者の意識、脈拍を確認しましょう。

5 STEP で見きわめよう

STEP 1 心拍数
頻脈
150〜250回/分

STEP 2 患者の状態
- 意識消失
- 脈がふれない

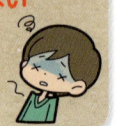

STEP 3 QRS幅
広い

STEP 4 RR間隔
不整

STEP 5 PとQRS
P波はない

ナースはこう動こう！

危険な不整脈です。患者の意識レベルと脈拍をすぐに確認！

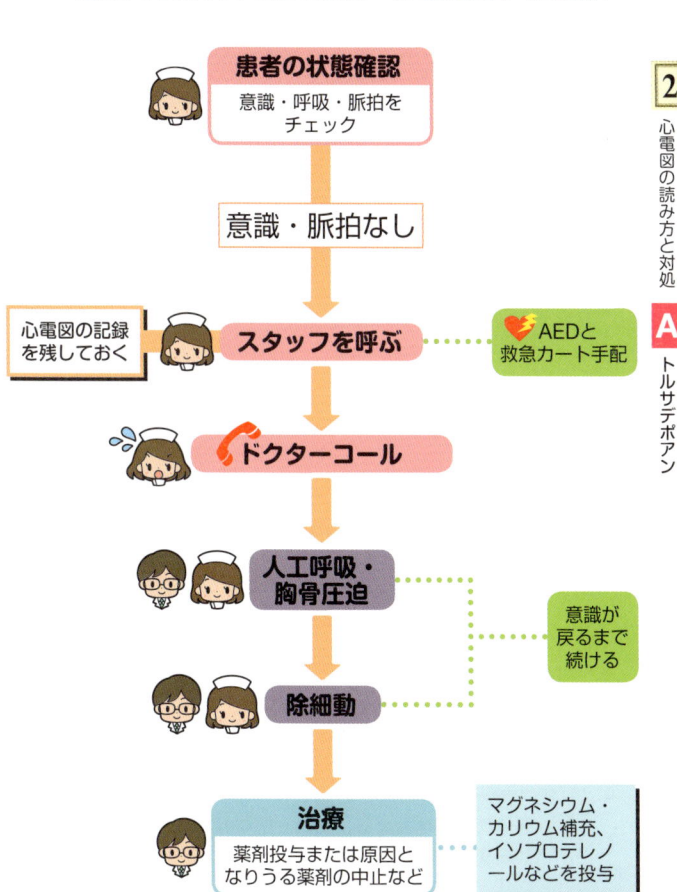

患者の状態確認
意識・呼吸・脈拍をチェック

↓ 意識・脈拍なし

スタッフを呼ぶ
- 心電図の記録を残しておく
- AEDと救急カート手配

↓

ドクターコール

↓

人工呼吸・胸骨圧迫
……意識が戻るまで続ける

↓

除細動

↓

治療
薬剤投与または原因となりうる薬剤の中止など
……マグネシウム・カリウム補充、イソプロテレノールなどを投与

2 心電図の読み方と対処

A トルサデポアン

発生のしくみと特徴

トルサデポアンは、
QT時間（相対不応期）に心室で異常な興奮が発生し、R on T現象で頻拍発作が起こるものです。

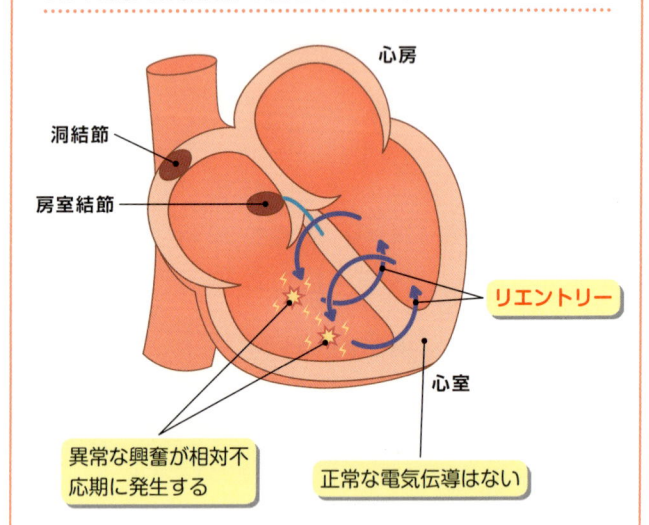

心房
洞結節
房室結節
リエントリー
心室
異常な興奮が相対不応期に発生する
正常な電気伝導はない

- **QT時間（相対不応期）が延長**すると、心室に異常な興奮が発生しリエントリーが出現しやすくなります。QT時間に刺激が加わると、**R on T現象** ➡P.138 で頻拍発作が誘発されることがあります。
- 心拍数は150～250回／分ととても速くなりますが、有効な心拍出量は得られず、**血圧低下**、**失神**、循環不良の徴候などの症状が出現します。

考えられる原因

- 徐脈性不整脈やQT延長がトルサデポアンの原因となります。
- QT時間を延長させる薬物 ➡P.73 が原因となることもあります。そのほか、三環系抗うつ薬、一部の抗精神病薬、抗アレルギー薬などもQT延長の作用があります。
- 電解質異常や代謝異常のある患者、もともと心疾患をもっている患者にもQT延長が起こることがあります。また先天的にQT延長をきたす疾患もあります。
- 電解質異常の中でも、**低マグネシウム血症**が多いとされています。低マグネシウム血症のリスク（高齢者、アルコール依存患者、慢性的な低栄養患者）にも注意しましょう。

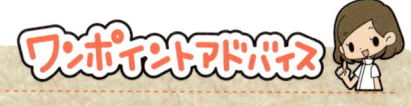

ワンポイントアドバイス

- 一般的に患者の状態が安定したトルサデポアンはありません。そのため迅速な対応が必要です。
- トルサデポアンは、無脈性心室頻拍や心室細動に急速に移行し、重篤な状態に陥りやすいため、すぐに助けを呼び、患者の状態を確認します。
- 「トルサデポアン」（torsades de pointes）はフランス語。torsadesは「ねじれている」という意味、pointesは「尖端」という意味ですので、「尖端のねじれ」という意味になります。英語では、torsion of the points となります。
- 持続的なトルサデポアンは通常認められません。そのため、長時間波形のモニターで発見されることもあります。

緊急度 B 発作性上室性頻拍 (PSVT)

頻脈
徐脈

ほっさせいじょうしつせいひんぱく

paroxysmal supraventricular tachycardia

🔔 ドクターコール

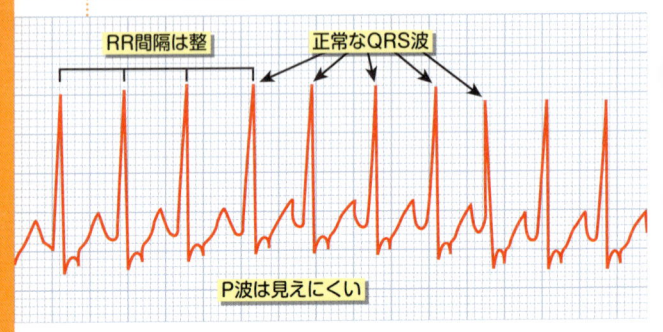

- RR間隔は整
- 正常なQRS波
- P波は見えにくい

発作性上室性頻拍は、正常なQRS波の頻脈が突然始まり、突然停止します。変行伝導や脚ブロックでQRS幅が広くなることも。

5STEPで見きわめよう

STEP 1 心拍数
頻脈
120〜250回/分

STEP 2 患者の状態
- めまい・動悸
- 血圧低下

※症状は軽い場合もある

STEP 3 QRS幅
狭い

STEP 4 RR間隔
整

STEP 5 PとQRS
PQ間隔は一定
P波は認めにくい

ナースはこう動こう！

頻拍発作が続くと危険。状態を確認したらドクターコール。

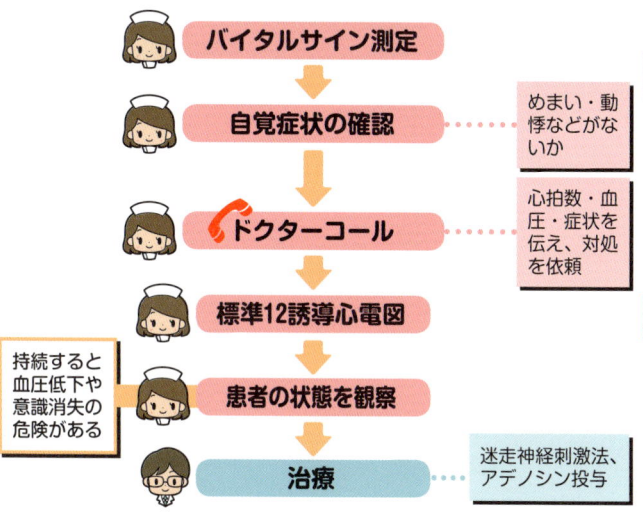

バイタルサイン測定
　↓
自覚症状の確認 …… めまい・動悸などがないか
　↓
ドクターコール …… 心拍数・血圧・症状を伝え、対処を依頼
　↓
標準12誘導心電図
　↓
患者の状態を観察 ← 持続すると血圧低下や意識消失の危険がある
　↓
治療 …… 迷走神経刺激、アデノシン投与

Check Point ▶ 治療方法

- 頻拍発作の治療には、迷走神経刺激法（バルサルバ法、一側頸動脈洞マッサージ法など）があります。
- 発作が治まらない場合は抗不整脈薬の投与などを行います。また、自覚症状のある不安定なPSVTの場合は同期下カルジオバージョンの準備も必要です。
- 発作が治まってから、標準12誘導心電図や採血などで精査のうえ、薬物治療や、カテーテル・アブレーション（高周波焼灼術）➡P.234 を検討します。

発生のしくみと特徴

発作性上室性頻拍は、
興奮がケント束を介して旋回する房室回帰性頻拍と、房室結節内を旋回する房室結節回帰性頻拍とがあります。

【房室回帰（リエントリー）性頻拍】

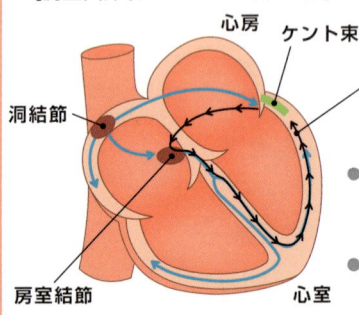

心房　ケント束　洞結節　房室結節　心室

ケント束を介して興奮が旋回する（**リエントリー**）

- 先天的に**ケント束**（上室と下室を結ぶ心筋）をもっている人に起こります。
- 興奮旋回は房室結節を介して心室に刺激を伝導します。

【房室結節回帰（リエントリー）性頻拍】

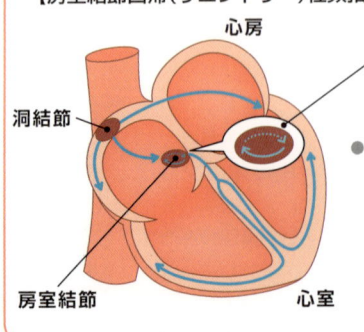

心房　洞結節　房室結節　心室

房室結節内を興奮が旋回する（**リエントリー**）

- 興奮は心房と心室両方に伝導するため、心房と心室の興奮がほぼ同時に起こります。そのためP波とQRS波は同時に起こり、P波は見えなくなります。

考えられる原因

- 発作性上室性頻拍は、**健康な人にも突然起こる**ことがあります。低酸素症、喫煙、心理的ストレス、過労、不眠、過度の飲酒、刺激物飲料（カフェイン）の摂取などが原因となります。
- また、**WPW症候群**や**弁膜症**、**虚血性心疾患**、**高血圧性心疾患**、**甲状腺機能亢進症**などに合併して発生することもあります。

迷走神経刺激法

- バルサルバ法は、患者に息ごらえをさせ腹圧や胸腔内圧を突然上昇させる方法です。迷走神経を刺激して心拍数を減少させます。患者に方法を説明し、協力を得ることが必要です。
- 一側頸動脈洞マッサージ法は慎重に行う必要があります。高齢者で、頸動脈雑音や脳梗塞の既往のある場合は脳塞栓を起こす可能性があるからです。

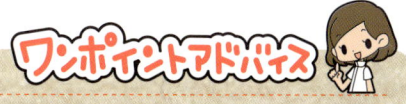

ワンポイントアドバイス

- 発作性上室性頻拍は、とにかく心電図の記録が大切です。モニター心電図でいつから頻拍発作が始まったのかを記録します。また標準12誘導心電図の記録も大切です。
- 頻拍発作中でも症状が軽く、**バイタルサインが安定**していることがあります。しかし極度の頻脈が持続すると血圧低下や意識レベルの低下を引きおこし、心不全になることもあります。
- 心電図上では、QRS幅は狭いことがほとんどですが、まれに心室内変行伝導 ➡P.145 や脚ブロック ➡P.146 によりQRS波が変形して幅広になり、心室頻拍と区別できないことがあります。

緊急度 B 頻脈/徐脈

頻脈性心房細動 (AF)

ひんみゃくせいしんぼうさいどう　（エーエフ）

アトリアル フィブリレーション
atrial fibrillation

🩺 ドクターコール 緊急

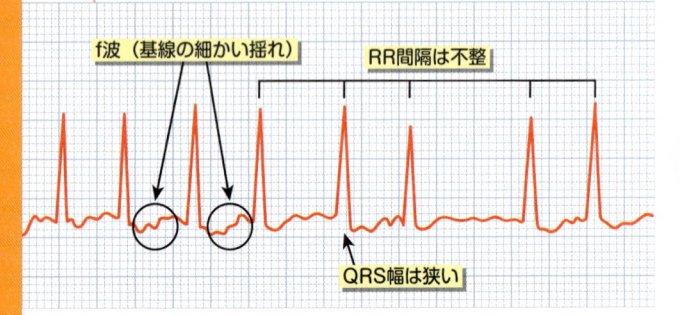

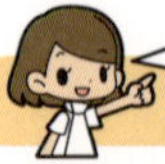

- f波（基線の細かい揺れ）
- RR間隔は不整
- QRS幅は狭い

心房のあちこちで不規則に興奮が生じている状態で、基線の細かい揺れ（f波）が特徴です。頻脈性・発作性の場合は状態悪化に注意。

5 STEP で見きわめよう

STEP 1 心拍数
頻脈

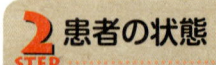

STEP 2 患者の状態
（発作性・頻脈性の場合）
- 血圧低下
- 動悸
- 胸部不快感

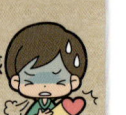

STEP 3 QRS幅
狭い

STEP 4 RR間隔
不整

STEP 5 PとQRS
P波のかわりに
f波が出現

ナースはこう動こう！

頻脈性・発作性の心房細動の場合は適切な治療が必要です。

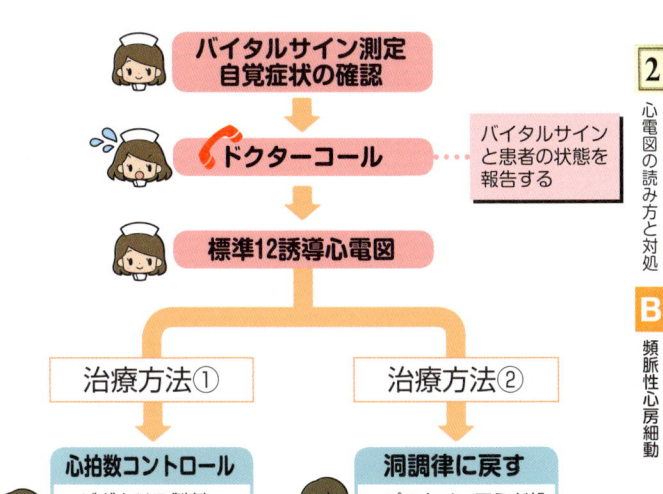

```
バイタルサイン測定
自覚症状の確認
        ↓
    ドクターコール  ……  バイタルサイン
        ↓                 と患者の状態を
                          報告する
   標準12誘導心電図
        ↓
   ┌────┴────┐
 治療方法①    治療方法②
   ↓            ↓
```

心拍数コントロール
- ジギタリス製剤
- カルシウム拮抗薬
- β遮断薬
などを投与

洞調律に戻す
- プロカインアミド投与
- 同期下カルジオバージョン　など

Check Point ▶ 同期下カルジオバージョンの適応

- **同期下カルジオバージョン**は患者の状態が不安定な頻脈の治療として行われますが、**洞性頻脈はその適応外です**。洞性頻脈は発熱、貧血、低血圧など心拍出量の増加を必要とする外因性因子に対する生理的反応で、状態は安定していることが多いです。そのため状態の確認が大切になります。

発生のしくみと特徴

頻脈性心房細動は、
心房のあちこちで無秩序な興奮が発生し、その多くが房室結節を通過して心室に伝わっていく状態です。

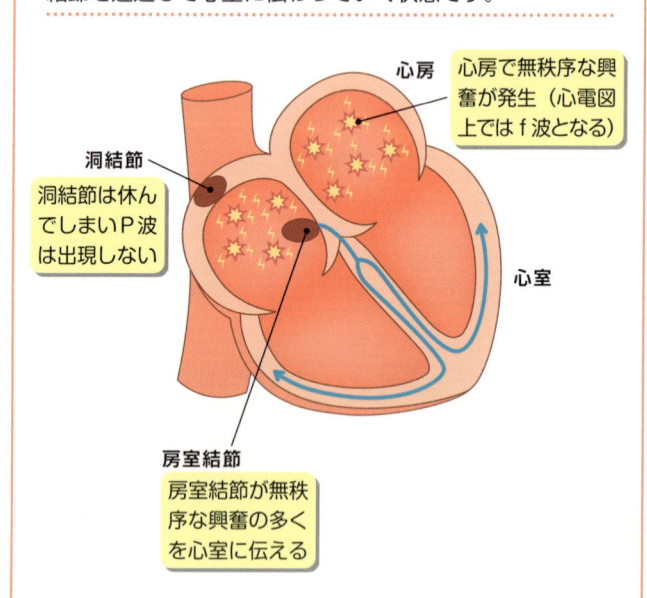

心房
心房で無秩序な興奮が発生(心電図上ではf波となる)

洞結節
洞結節は休んでしまいP波は出現しない

心室

房室結節
房室結節が無秩序な興奮の多くを心室に伝える

- 房室結節が、心房のあらゆるところから集まってきた興奮の多くを心室に伝えるため、**不規則な頻拍**となります。心電図上ではRR間隔はばらばらになります。
- 房室結節以下の刺激伝導は正常時と同じになるため、**QRS波は幅が狭い**正常波形となります。

考えられる原因

- 高齢者に多く、慢性心房細動としてみられることもあります。
- 一般的な原因としては、弁膜症、高血圧、甲状腺機能亢進症などが考えられます。
- 急性心筋梗塞では一般的に心房細動は起こしませんが、慢性虚血性心疾患やうっ血性心不全などでは、心房細動が高頻度で起こります。
- 低酸素血症、貧血、高血圧、うっ血性心不全、薬物（アルコール、刺激薬）は、治療可能な原因として考えられます。
- 心房細動は持続すると心房の血液の流れが滞り、血栓ができて脳梗塞や脳卒中の原因となることがあります。

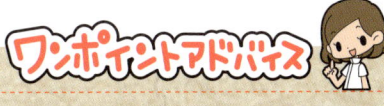

ワンポイントアドバイス

- 心房細動は、慢性的で頻脈や徐脈でない場合は、通常あわてて治療するものではありません。そういった患者は、抗不整脈薬などの内服でコントロールされていることがほとんどです。
- 脈拍が100回／分を超える頻脈性、突然心房細動が出現する発作性の心房細動の場合は治療が必要です。また、自覚症状のある徐脈性心房細動 ➡P.122 も注意が必要です。
- 発作性心房細動は、paroxysmal atrial fibrillation：PAF（パフ）といわれます。突然不整脈が出現し、動悸や胸部の不快感などを自覚します。発作の出現で患者があわてて病院に来ますが、到着時には改善していたという一過性のものもあります。

緊急度 B
頻脈
徐脈

心房粗動 (AFL)

しんぼうそどう
エーエフエル

アトリアル フラッター
atrial flutter

🔔 ドクターコール 緊急

1:1伝導（緊急度高）
RR間隔は整
F波1つに対しQRS波1つ
※伝導比が一定でない場合はRR間隔は不整

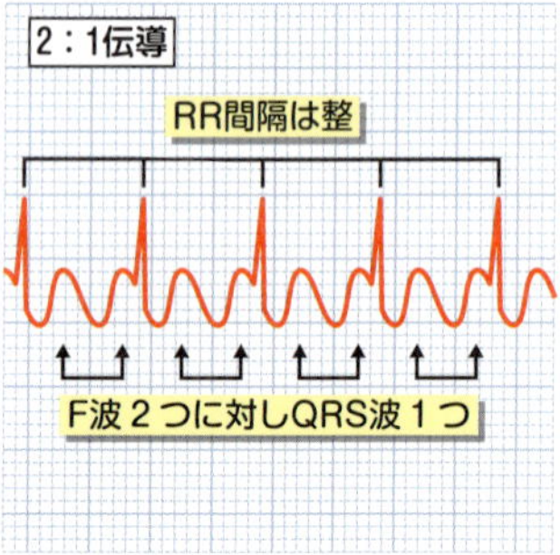

2:1伝導
RR間隔は整
F波2つに対しQRS波1つ

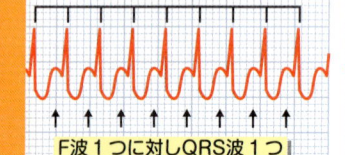

1分間に260〜340回の頻度で心房を興奮が旋回し、基線上にのこぎり状の波形F波（フラッター）が出現します。

5STEPで見きわめよう

STEP1 心拍数
頻脈
※伝導比が上がるにつれ頻脈となる

STEP2 患者の状態
- 胸部症状・血圧低下（高度な頻拍の場合）
- 動悸
- 息切れ

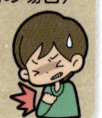

STEP3 QRS幅
狭い

STEP4 RR間隔
整（不整もある）

STEP5 PとQRS
P波のかわりにF波が出現

ナースはこう動こう！

高度な頻脈で血圧低下など症状がある場合は緊急処置が必要。

```
症状の確認 …… 動悸・息切れの有無
    ↓
ドクターコール
    ↓
標準12誘導心電図
    ↓
治療方法①        治療方法②
薬物治療          同期下カルジ
・カルシウム拮抗薬  オバージョン
・β遮断薬
で伝導回数を抑える
    ↓
カテーテル・アブレーション
再発予防・根治療
```

Check Point ▶ 波形の特徴

- F波4つに対しQRS波が1つ現れるものを「4：1伝導」、F波2つに対しQRS波が1つ現れるものを「2：1伝導」といい、たいていはこの形です。「1：1伝導」の場合は**心房の刺激がすべて心室に伝わり頻脈**となります。

発生のしくみと特徴

心房粗動は、
心房の1か所で発生した興奮が、規則正しいリエントリーとなり、そのうちの何回かが心室に伝わる状態です。

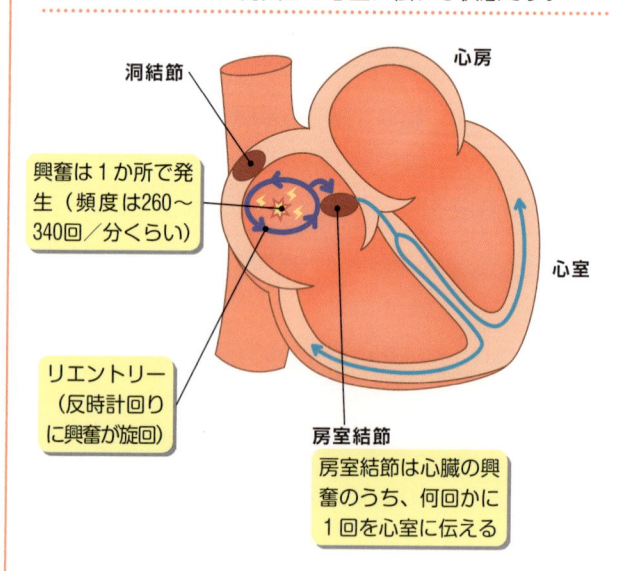

- 洞結節
- 心房
- 興奮は1か所で発生（頻度は260〜340回／分くらい）
- リエントリー（反時計回りに興奮が旋回）
- 房室結節
- 心室
- 房室結節は心臓の興奮のうち、何回かに1回を心室に伝える

- 興奮は房室結節（ぼうしつけっせつ）を通って正常時と同様に心室に伝わるため、心電図上では**QRS波の幅は狭くなります**。
- 房室結節の伝導能により心拍数は変わります。たとえば、F波が300回／分のとき、心房興奮2回につき1回伝える2：1伝導の場合、心拍数は150回／分になります。心房興奮4回につき1回伝える4：1伝導の場合、心拍数は75回／分となります。

考えられる原因

- 健康な人ではほとんどみられません。
- **虚血性心疾患**、**心筋症**など基礎的心疾患をもった人が多く、心臓の手術時にできた心房への打開線や傷跡の周囲に興奮旋回が起こることもあります。
- また、**ジギタリス中毒**や**カテコールアミン過剰投与**などでも起こることがあります。薬物の影響としては、心房細動の治療として用いるⅠ群抗不整脈薬 ➡P.244 を投与した場合に、心房細動から心房粗動になることもあります。

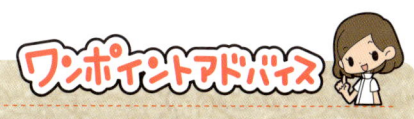

ワンポイントアドバイス

- P波がなくのこぎり状F波があることが心電図上の特徴です。
- 2：1伝導や1：1伝導などの**頻拍の心房粗動は、緊急度が高い**ことを覚えておきましょう。
- モニター上では心房細動（AF）と判別がつかない場合でも、頻拍は危険な場合が多いのでドクターコールをすることが大切です。
- 心房粗動は、心房細動と違って慢性的なものはほとんどなく、**発作的に出現する**のが特徴です。そのため患者は動悸、息切れ、めまいなどの症状を自覚しやすいです。

緊急度 C
頻脈／徐脈

だぶるぴーだぶるしょうこうぐん
WPW症候群

ウォルフ パーキンソン ホワイト シンドローム
Wolf-Parkinson-White syndrome

🩺 ドクターコール 緊急

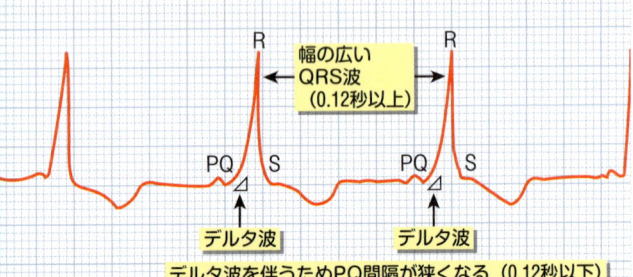

- 幅の広いQRS波（0.12秒以上）
- デルタ波
- デルタ波を伴うためPQ間隔が狭くなる（0.12秒以下）

心房と心室の間に副伝導路「ケント束（そく）」がある人に現れる波形で、デルタ波を伴います。頻拍発作がなければ緊急性はありません。

5STEPで見きわめよう

STEP 1 心拍数
正常
※頻拍発作時は頻脈

STEP 2 患者の状態
安定している
※頻拍発作のときは動悸・息切れ・労作時呼吸困難

STEP 3 QRS幅
広い

STEP 4 RR間隔
整

STEP 5 PとQRS
PQ間隔は短縮

ナースはこう動こう！

頻拍発作を起こした場合には、緊急処置が必要です。

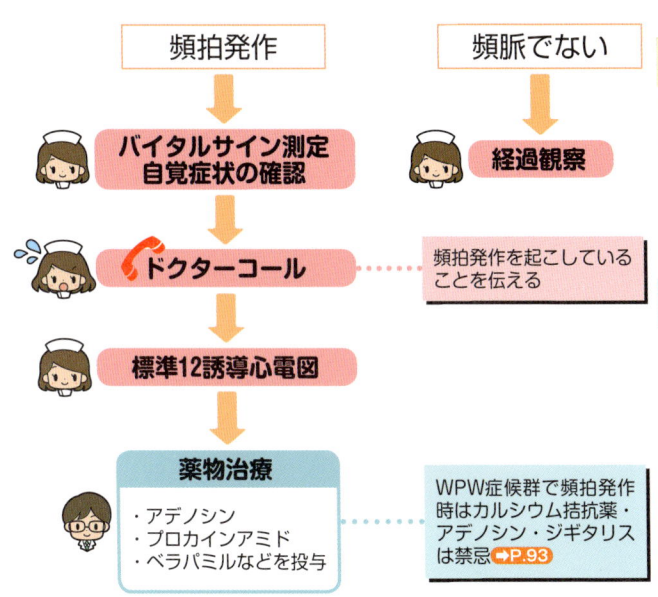

```
頻拍発作                          頻脈でない
  ↓                                 ↓
バイタルサイン測定                  経過観察
自覚症状の確認
  ↓
ドクターコール …………… 頻拍発作を起こしている
                        ことを伝える
  ↓
標準12誘導心電図
  ↓
薬物治療
・アデノシン            WPW症候群で頻拍発作
・プロカインアミド       時はカルシウム拮抗薬・
・ベラパミルなどを投与   アデノシン・ジギタリス
                        は禁忌 ➡P.93
```

Check Point ▶ 波形の特徴

- WPW症候群の心電図の特徴は、①デルタ波、②PQ間隔の短縮、③幅の広いQRS波、の3つです。さらに、ケント束のある位置によってA～C型の3タイプに分けられます。V₁誘導の波形に変化が現れます ➡P.93。

発生のしくみと特徴

WPW症候群は、
PQ短縮症候群の1つで、心房と心室を直接結ぶ副伝導路（ケント束）があるのが特徴です。

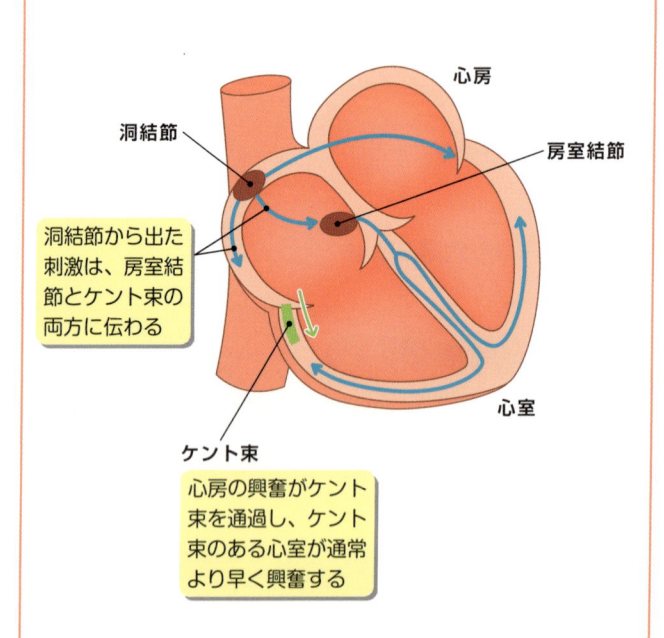

心房
洞結節
房室結節
ケント束
心室

洞結節から出た刺激は、房室結節とケント束の両方に伝わる

心房の興奮がケント束を通過し、ケント束のある心室が通常より早く興奮する

- ケント束を介して心房・心室間のリエントリーが生じると、**発作性上室性頻拍** ●P.78 になります。

考えられる原因

- 器質的心疾患をもたない先天性であることがほとんどです。まれに、以下の疾患をもつ場合があります。
- リウマチ性疾患
- 甲状腺機能亢進症
- 虚血性心疾患

【ケント束の位置と波形の特徴】

	ケント束の位置	波形の特徴
A型	左房と左室を結ぶ	Rs型またはR型
B型	右房と右室を結ぶ	rS型
C型	右室側壁か後側壁	QS型またはQR型

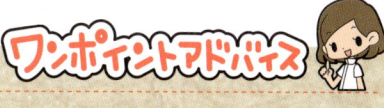

ワンポイントアドバイス

- WPW症候群の頻拍発作には、発作性上室性頻拍（PSVT）の合併と、発作性心房細動（PAF）の合併があります。
- PAFなど心房に頻拍性の不整脈が発生した場合は、心房の興奮がケント束を通ってダイレクトに心室に伝わります。それによる心室細動は、WPW症候群における突然死をまねきます。
- 頻拍発作時のジギタリス、カルシウム拮抗薬、アデノシン投与は禁忌です。これらの薬剤は、通常の頻拍発作時には有効とされていますが、正常伝導路を抑制するため、ケント束がある場合は逆効果です。心室頻拍や心室細動などの危険な不整脈を起こす可能性がきわめて高くなります。

緊急度 **B**
頻脈
徐脈

洞性頻脈
どうせいひんみゃく

sinus tachycardia
サイナス タキカルディア

🔔 ドクターコール

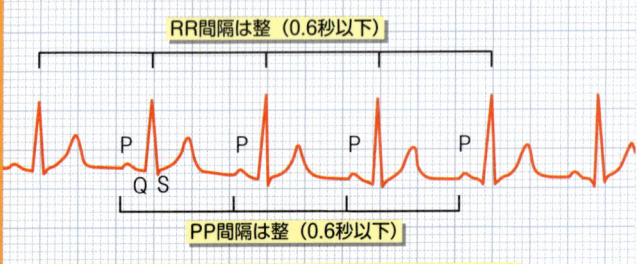

RR間隔は整（0.6秒以下）

P Q S P P P P

PP間隔は整（0.6秒以下）

P波、QRS波、T波は同じ形で出現（P波は洞調律と同じ）

洞結節から発生する電気刺激の回数が100回／分以上の洞調律の頻脈です。まれに頻脈が持続することで心不全に移行します。

5STEPで見きわめよう

1 STEP 心拍数
頻脈
100回／分以上

2 STEP 患者の状態
安定していることが多い
- 動悸
- 息切れ

3 QRS幅
狭い

4 RR間隔
整

5 PとQRS
PQ間隔は一定

ナースはこう動こう！

持続しなければ治療不要。原因の特定・除去が重要です。

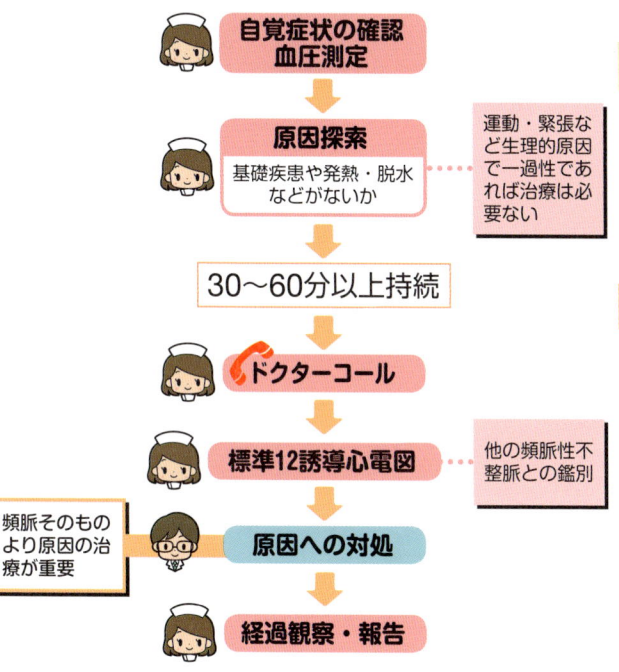

```
　　　　　　　┌─────────────────┐
　　　　　　　│ 自覚症状の確認　　│
　　　　　　　│ 血圧測定　　　　　│
　　　　　　　└─────────────────┘
　　　　　　　　　　　↓
　　　　　　　┌─────────────────┐　　運動・緊張な
　　　　　　　│ 原因探索　　　　　│　　ど生理的原因
　　　　　　　│ 基礎疾患や発熱・脱水│‥‥で一過性であ
　　　　　　　│ などがないか　　　│　　れば治療は必
　　　　　　　└─────────────────┘　　要ない
　　　　　　　　　　　↓
　　　　　　　┌─────────────────┐
　　　　　　　│ 30～60分以上持続 │
　　　　　　　└─────────────────┘
　　　　　　　　　　　↓
　　　　　　　┌─────────────────┐
　　　　　　　│ ドクターコール　　│
　　　　　　　└─────────────────┘
　　　　　　　　　　　↓
　　　　　　　┌─────────────────┐　　他の頻脈性不
　　　　　　　│ 標準12誘導心電図 │‥‥整脈との鑑別
　　　　　　　└─────────────────┘
　　　　　　　　　　　↓
頻脈そのもの　┌─────────────────┐
より原因の治‥│ 原因への対処　　　│
療が重要　　　└─────────────────┘
　　　　　　　　　　　↓
　　　　　　　┌─────────────────┐
　　　　　　　│ 経過観察・報告　　│
　　　　　　　└─────────────────┘
```

Check Point ▶ 洞性頻脈の治療

- 洞性頻脈に特異的な治療法はありません。洞性頻脈を起こしている原因の治療を行います。

発生のしくみと特徴

洞性頻脈は、
自律神経系の影響で交感神経が緊張し、洞結節(どうけっせつ)の刺激発生が高まった状態です。刺激伝導系の異常はありません。

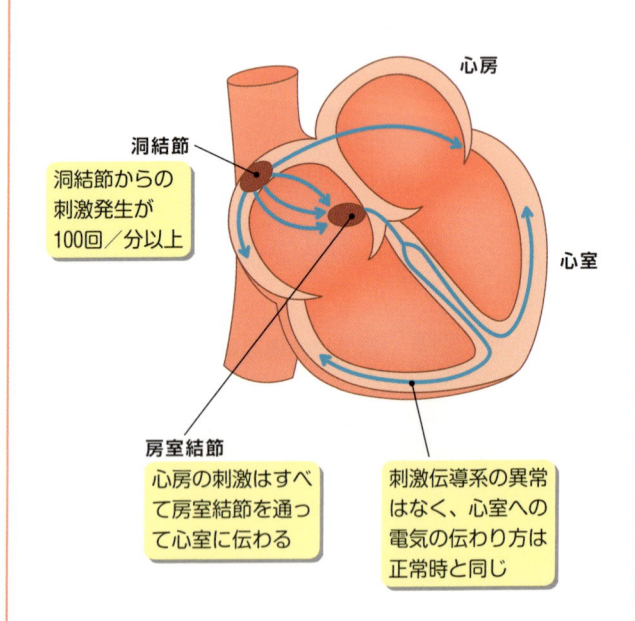

心房

洞結節

洞結節からの刺激発生が100回/分以上

心室

房室結節

心房の刺激はすべて房室結節を通って心室に伝わる

刺激伝導系の異常はなく、心室への電気の伝わり方は正常時と同じ

- 洞性頻脈は、刺激形成と伝導は正常で、心拍数が速いものをいい、それ自体は病的な状態ではありません。

考えられる原因

- 運動や興奮、精神的不安、ストレス、疼痛、飲酒などの生理的な反応として正常な人にも起こります。
- 病的因子としては、発熱、脱水、貧血、低酸素、低血糖、甲状腺機能亢進症、心不全、ショック、薬物の影響などがあります。
- 頻脈になって心拍出量(しんはくしゅつりょう)を増やすことで全身に酸素や糖を送り出そうとします。

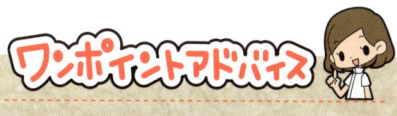

ワンポイントアドバイス

- 洞性頻脈は原因を探索することが大切です。
- とくに病的因子で洞性頻脈が出現している場合は、血圧低下や意識障害が起こることもあるので原因を探索し治療することが優先されます。
- 頻脈の患者を見たら、橈骨(とうこつ)動脈に触れてみましょう。触れることでいろいろな情報が得られます。たとえば、脱水やショックの患者は脈の拍動が弱くなっていることがわかります。また、冷感や冷や汗（じっとりと湿っている）などもわかります。このようにして患者の病態を把握することもできます。
- 洞性頻脈に対して同期下カルジオバージョンを行ってはいけません。なぜなら、カルジオバージョンの目的は、洞調律(どうちょうりつ)を生み出すことであって、すでに洞調律である洞性頻脈の患者にはなんの役にも立たないからです。

緊急度 C

頻脈
徐脈

洞性徐脈（サイナスブラディ）

サイナス ブラディカルディア
sinus bradycardia

🔴 ドクターコール

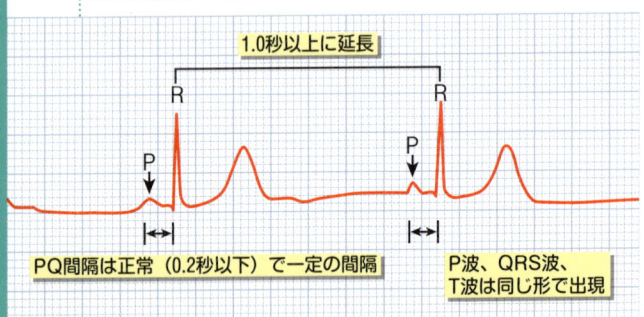

1.0秒以上に延長

PQ間隔は正常（0.2秒以下）で一定の間隔

P波、QRS波、T波は同じ形で出現

洞結節での興奮発生が減少した状態で、脈拍が1分間に60回以下になる洞調律です。波形は一定で正常時と同じになります。

5STEP で見きわめよう

STEP1 心拍数
徐脈
60回／分以下

STEP2 患者の状態
安定していることが多い

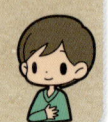

STEP3 QRS幅
狭い

STEP4 RR間隔
整

STEP5 PとQRS
PQ間隔は一定

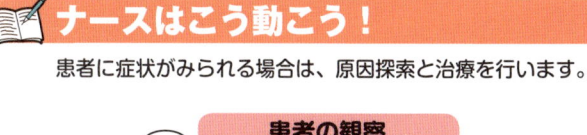

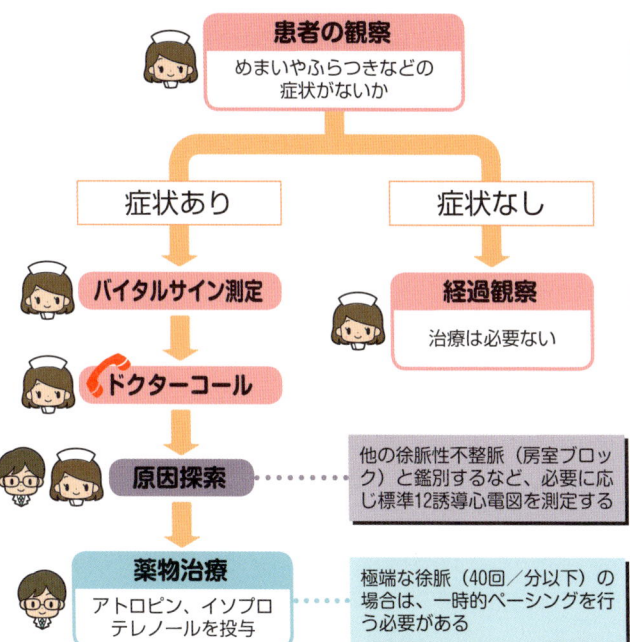

ナースはこう動こう！

患者に症状がみられる場合は、原因探索と治療を行います。

患者の観察
めまいやふらつきなどの症状がないか

→ **症状あり**
- **バイタルサイン測定**
- **ドクターコール**
- **原因探索** …… 他の徐脈性不整脈（房室ブロック）と鑑別するなど、必要に応じ標準12誘導心電図を測定する
- **薬物治療** アトロピン、イソプロテレノールを投与 …… 極端な徐脈（40回／分以下）の場合は、一時的ペーシングを行う必要がある

→ **症状なし**
- **経過観察** 治療は必要ない

Check Point ▶ 洞性徐脈の治療

● 重大な併存疾患（下壁の急性心筋梗塞（しんきんこうそく）など）、または虚血（きょけつ）に関連した洞性徐脈でない限り、洞性徐脈で緊急治療を要することはまれです。

2 心電図の読み方と対処　C 洞性徐脈

発生のしくみと特徴

洞性徐脈は、
副交感神経が緊張し、洞結節が抑制されて、刺激発生の回数が減少している状態です。

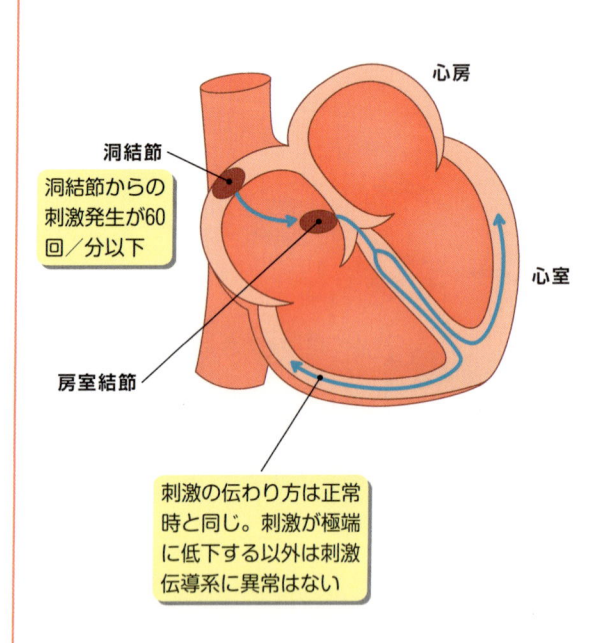

図中ラベル：
- 心房
- 心室
- 洞結節
- 房室結節
- 洞結節からの刺激発生が60回／分以下
- 刺激の伝わり方は正常時と同じ。刺激が極端に低下する以外は刺激伝導系に異常はない

- 洞性徐脈は一般的に、原発性の不整脈ではなく、ほかの病態の身体徴候として現れることが多いです。

考えられる原因

考えられる原因は大きく3つに分けられます。

● **病的ではない場合**

高齢者、睡眠時、スポーツ選手などで迷走神経優位になっていると起こります。よく訓練されたスポーツ選手は1回の心拍出量（しんはくしゅつりょう）が多いため、心拍数が少なくても循環が保てます。こうしたスポーツ選手の心臓は**スポーツ心臓**と呼ばれます ➡P.225。心拍数のコントロールに関与するのは**自律神経**です。極度の緊張や痛みでも自律神経が乱れ、急に徐脈になることがあります。

● **薬物の影響**

ジギタリス製剤は、**副交感神経を緊張させる**ので徐脈になります。**β遮断薬**、**カルシウム拮抗薬**などは、**交感神経を抑制する**ので徐脈になります。

● **病的意義をもつ場合**

急性心筋梗塞（しんきんこうそく）、甲状腺機能低下症、低体温、アシドーシスなど。

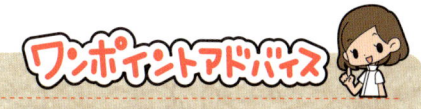

ワンポイントアドバイス

● 洞性徐脈はほとんど無症状で治療は必要ないことが多いですが、以下のような症状が出た場合は注意が必要です。
労作時の息切れ、**倦怠感**（けんたい）、**めまい**、**ふらつき**、**失神**、**低血圧**など。

● 薬物の影響による徐脈の場合は、一時的に薬物を中断するので、モニタリングに注意が必要です。

緊急度 **C**
頻脈
徐脈

いち ど ぼうしつ
I 度房室ブロック

ファースト ディグリー エーブイ ブロック
first degree AV block

🔔 ドクターコール

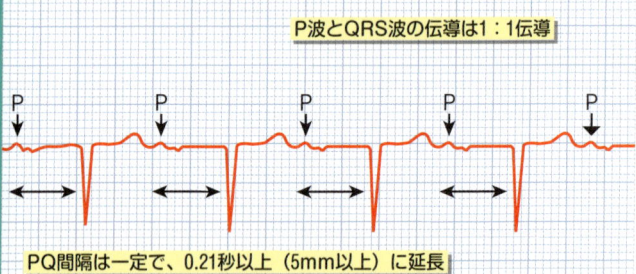

P波とQRS波の伝導は1:1伝導

P　P　P　P　P

PQ間隔は一定で、0.21秒以上（5mm以上）に延長

心房と心室の伝導に時間がかかりますが、完全に遮断しているわけではない状態です。PQ延長、自覚症状、QRS幅を確認しましょう。

5STEPで見きわめよう

STEP 1 心拍数
徐脈

STEP 2 患者の状態
安定していることが多い

STEP 3 QRS幅
狭い（広いときもあり）

STEP 4 RR間隔
整

STEP 5 PとQRS
PQ間隔は一定

ナースはこう動こう！

自覚症状がある場合は原因探索の必要があります。

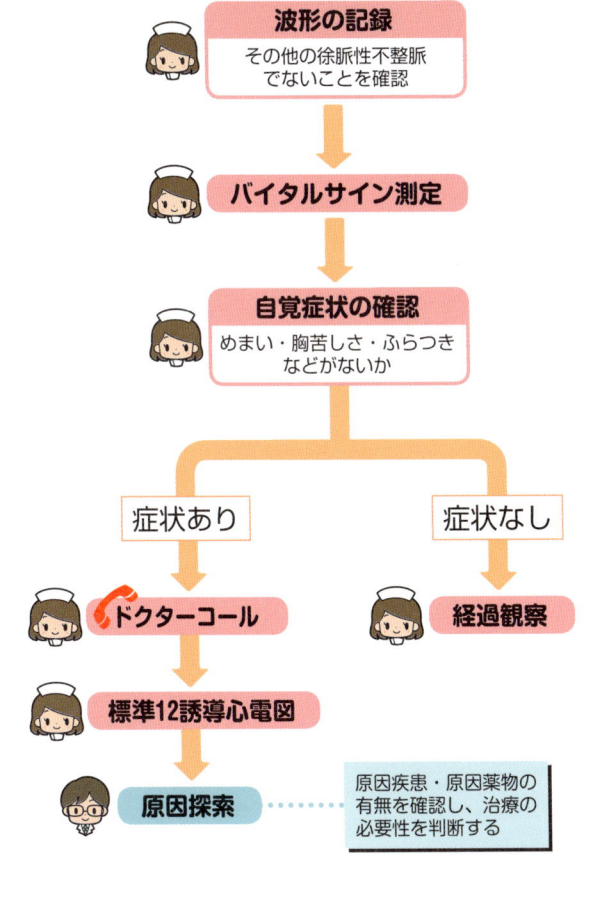

波形の記録
その他の徐脈性不整脈でないことを確認

↓

バイタルサイン測定

↓

自覚症状の確認
めまい・胸苦しさ・ふらつきなどがないか

↓

- 症状あり → **ドクターコール** → **標準12誘導心電図** → **原因探索**（原因疾患・原因薬物の有無を確認し、治療の必要性を判断する）
- 症状なし → **経過観察**

発生のしくみと特徴

I度房室ブロックは、
洞結節(どうけっせつ)からの刺激が、房室結節(ぼうしつけっせつ)、ヒス束(そく)へと伝わりにくくなりますが、完全に遮断されてはいない状態です。

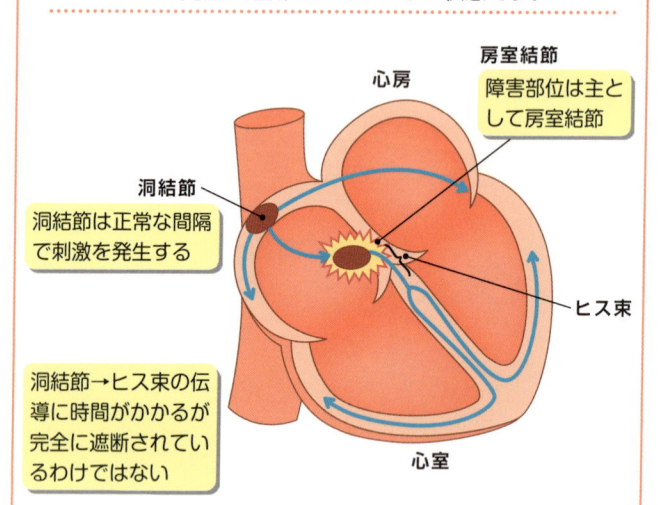

心房

洞結節
洞結節は正常な間隔で刺激を発生する

房室結節
障害部位は主として房室結節

ヒス束

洞結節→ヒス束の伝導に時間がかかるが完全に遮断されているわけではない

心室

- 障害部位は主として房室結節部で、**QRS波が広い場合は主としてヒス束以下**です。

【障害部位の割合】

	房室結節内	ヒス束内	ヒス束以下
狭いQRS波	87%	13%	−
広いQRS波	22%	12%	66%

考えられる原因

- **虚血性心疾患**、**心筋炎**、特異性心筋症、二次性心筋症（アミロイドーシス、サルコイドーシスなど ➡P.229）が原因で起こります。
- 健康な人でも、迷走神経緊張状態、高齢者、スポーツ選手などで起こる場合があります。
- 房室結節伝導遮断薬（β遮断薬、カルシウム拮抗薬、ジゴキシン）などの副作用として出現することがあります。
- 右冠動脈を含むACS（急性冠症候群）は房室結節への循環に影響を及ぼすため、房室結節が虚血となり、房室結節伝導を遅延させます。

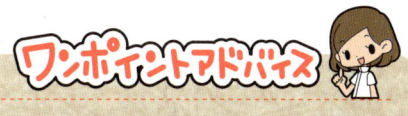

ワンポイントアドバイス

- もともとⅠ度房室ブロックの状態、いわゆる慢性的な経過のものであれば、基本的に緊急度は低く、治療の必要もありません。
- 別の病態からⅠ度房室ブロックへ移行した場合で、特に急性心筋梗塞に伴って出現している場合は要注意です。
- Ⅰ度房室ブロックでもQRS波の幅が広い場合は、より重度の房室ブロックに移行する可能性があるため経過には注意しておく必要があります。

緊急度 C 頻脈 徐脈

II度房室ブロック モビッツI型：ウェンケバッハ型

second degree AV block [Wenckebach type]

🔴 ドクターコール

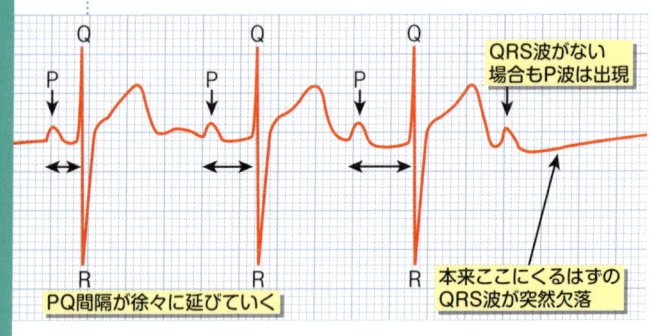

- Q, P, R の波形図
- QRS波がない場合もP波は出現
- PQ間隔が徐々に延びていく
- 本来ここにくるはずのQRS波が突然欠落

心房と心室の伝導が時々中断される房室ブロック。PQ間隔が徐々に延長し、QRS波が突然欠落します。自覚症状の有無をチェック。

5STEPで見きわめよう

STEP 1 心拍数
徐脈

STEP 2 患者の状態
安定していることが多い

STEP 3 QRS幅
狭い（広いときもある）

STEP 4 RR間隔
不整

STEP 5 PとQRS
PQ間隔は不定で徐々に長くなる

ナースはこう動こう！

緊急度は低いですが、房室ブロックの進行に注意しましょう。

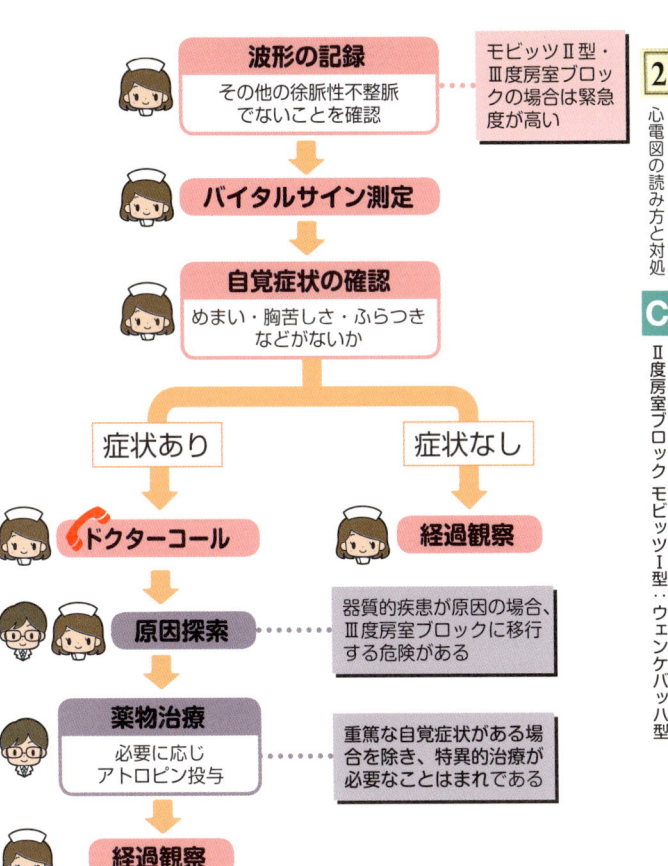

```
┌─────────────────────────┐
│       波形の記録          │ ┈┈▶ モビッツⅡ型・
│  その他の徐脈性不整脈       │    Ⅲ度房室ブロッ
│  でないことを確認          │    クの場合は緊急
└─────────────────────────┘    度が高い
           ↓
┌─────────────────────────┐
│    バイタルサイン測定       │
└─────────────────────────┘
           ↓
┌─────────────────────────┐
│     自覚症状の確認         │
│  めまい・胸苦しさ・ふらつき   │
│  などがないか              │
└─────────────────────────┘
     ↓              ↓
  症状あり         症状なし
     ↓              ↓
┌──────────┐   ┌──────────┐
│ドクターコール│   │ 経過観察  │
└──────────┘   └──────────┘
     ↓
┌──────────┐    器質的疾患が原因の場合、
│  原因探索  │ ┈┈▶ Ⅲ度房室ブロックに移行
└──────────┘    する危険がある
     ↓
┌──────────┐    重篤な自覚症状がある場
│  薬物治療  │    合を除き、特異的治療が
│ 必要に応じ │ ┈┈▶ 必要なことはまれである
│アトロピン投与│
└──────────┘
     ↓
┌──────────┐
│  経過観察  │
└──────────┘
```

発生のしくみと特徴

Ⅱ度房室ブロック モビッツⅠ型は、
心房から心室への刺激伝導に時間がかかり、そのうちに房室間で伝導の途絶が起こる状態です。

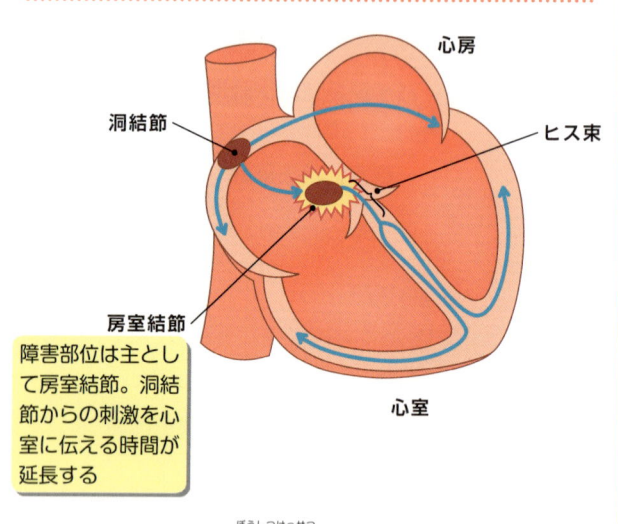

心房
洞結節
ヒス束
房室結節
心室

> 障害部位は主として房室結節。洞結節からの刺激を心室に伝える時間が延長する

- 障害部位は、主として房室結節(ぼうしつけっせつ)です。

【障害部位の割合】

	房室結節内	ヒス束内	ヒス束以下
狭いQRS波	72%	9%	19%

- QRS波が広い場合は、Ⅲ度房室ブロックに移行する可能性があるため、経過には注意しておくことが大切です。

考えられる原因

- **虚血性心疾患**、**心筋炎**、特異性心筋症、二次性心筋症（アミロイドーシス、サルコイドーシス➡P.229 など）といった心疾患で起こる場合があります。
- 健康な人でも、迷走神経緊張状態、高齢者、スポーツ選手などで起こる場合があります。
- また、薬剤（ジギタリス、キニジン、プロカインアミドなど）や電解質異常で起こる場合もあります。

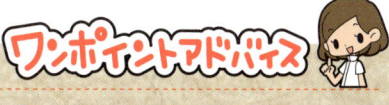

ワンポイントアドバイス

- 心電図上で、波形が間延び（突然にQRS波が欠落）している所があるときは、前後のほかの波形を見てPQ間隔を確認します。PQ間隔が徐々に延長している状態があれば、モビッツⅠ型：ウェンケバッハ型と判断できます。
- 緊急度は高くありませんが、器質的疾患から出現した場合は、Ⅲ度房室ブロックへの移行も考えられるので、経過には十分注意が必要です。急性心筋梗塞に伴ってみられる場合は、特に注意を要します。患者に対し、症状を自覚した場合は看護師へ伝えるよう十分に説明することも大切です。
- 徐脈による失神発作が起きることはほとんどありません。

緊急度 **A**

頻脈
徐脈

II度房室ブロック モビッツII型

second degree AV block [Mobitz type]

🩺ドクターコール 緊急　❤️AED

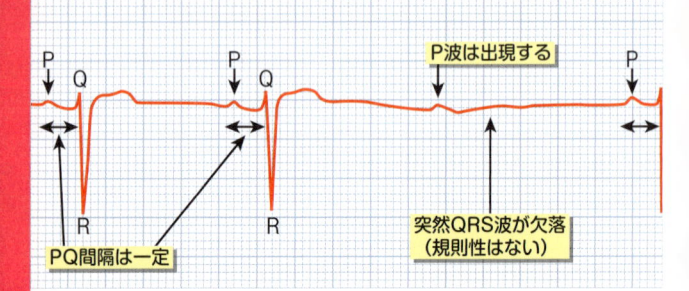

- P, Q
- PQ間隔は一定
- R
- P波は出現する
- 突然QRS波が欠落（規則性はない）

心房から心室への伝導が時々中断されます。PQ間隔は一定で、突然QRS波が欠落。アダムス・ストークス症候群の危険があります。

5STEPで見きわめよう

STEP 1 心拍数
徐脈

STEP 2 患者の状態
- 胸部不快
- 息切れ
- 失神発作
- 低血圧

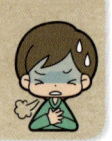

STEP 3 QRS幅
狭い（広いときもある）

STEP 4 RR間隔
不整

STEP 5 PとQRS
PQ間隔は一定

ナースはこう動こう！

すぐに患者の状態を確認し、ペーシングの準備をしましょう。

バイタルサイン・意識・自覚症状の確認
↓
ドクターコール
↓
標準12誘導心電図

（AEDと救急カート手配）

↓
経皮的ペーシング準備

必要に応じ体外式ペースメーカーの準備

↓
薬剤投与・ペーシング
徐脈に対しアトロピン投与

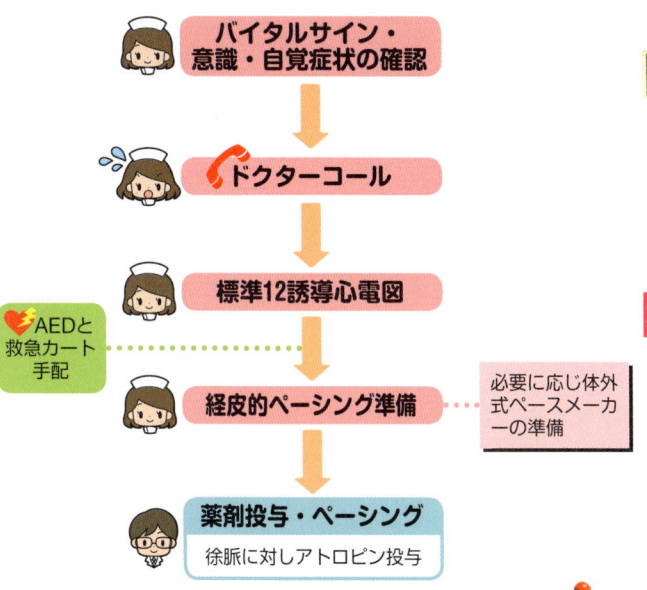

Check Point ▶ 対処方法

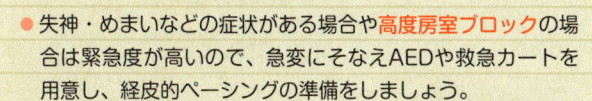

- 失神・めまいなどの症状がある場合や高度房室ブロックの場合は緊急度が高いので、急変にそなえAEDや救急カートを用意し、経皮的ペーシングの準備をしましょう。
- 徐脈に対しては必要に応じアトロピンを投与します。体外式ペースメーカーの挿入が必要となる場合にそなえて、準備をしておきましょう。

発生のしくみと特徴

II度房室ブロック モビッツII型は、
房室結節周辺で伝導障害が起こり、ヒス束以下への伝導が突然途絶える状態です。

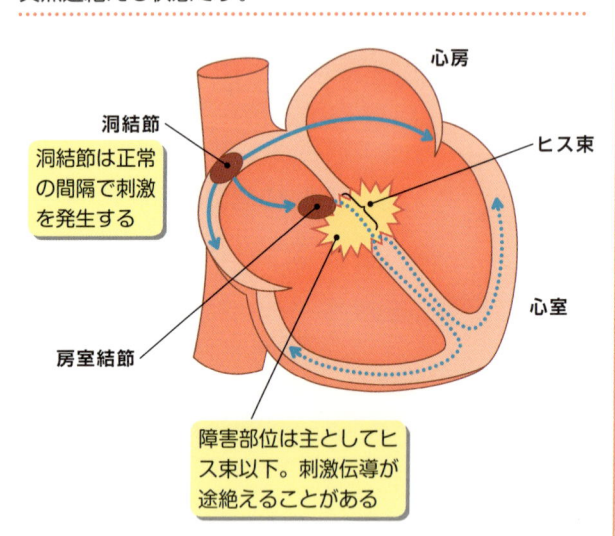

心房

洞結節

洞結節は正常の間隔で刺激を発生する

ヒス束

心室

房室結節

障害部位は主としてヒス束以下。刺激伝導が途絶えることがある

- 伝導障害が起きていないときは正常の刺激伝導系をたどるので、洞調律となります。
- 障害部位は、主としてヒス束以下です。

【障害部位の割合】

	房室結節内	ヒス束内	ヒス束以下
狭いQRS波	−	20%	80%

考えられる原因

- モビッツⅠ型とは異なり、**器質的心疾患**を伴った状態がほとんどです。虚血性心疾患、心筋炎、特異性心筋症などがあります。
- Ⅱ度房室ブロックが新たに発生した場合、**右冠動脈を含むACS**（急性冠症候群）によって引きおこされることが最も多いです。
- Ⅱ度房室ブロック モビッツⅡ型は、**アダムス・ストークス症候群**（失神発作）を起こす可能性が高い不整脈です。
- アダムス・ストークス症候群とは、脳への血流が減少することによって失神やけいれんが起きることをいいます。
- モビッツⅠ型とは異なり、副交感神経の緊張亢進や薬効が原因となることはまれです。

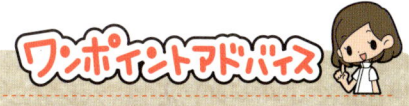

ワンポイントアドバイス

- モビッツⅡ型で、QRS波が2度以上連続して欠落し、心拍数が半分以下に減ってしまうものを**高度房室ブロック**といいます。
- モビッツⅡ型は、高度房室ブロックやⅢ度房室ブロックに移行する危険があります。失神等が起こる可能性を、患者自身にも理解してもらう必要があります。
- 心拍数が保たれていて自覚症状がなかったとしても、なんらかの対処が必要になるため、経過観察は重要です。
- ペースメーカー挿入後は、ペーシング中の観察が重要となります。

緊急度 **A**
頻脈
徐脈

Ⅲ度房室ブロック（完全房室ブロック）

サード ディグリー エーブイ ブロック
third degree AV block

🩺ドクターコール 緊急　❤️AED

① P　② P　QRS波が欠落　③ P　QRS波が欠落　④ P

P波とQRS波は無関係に出現

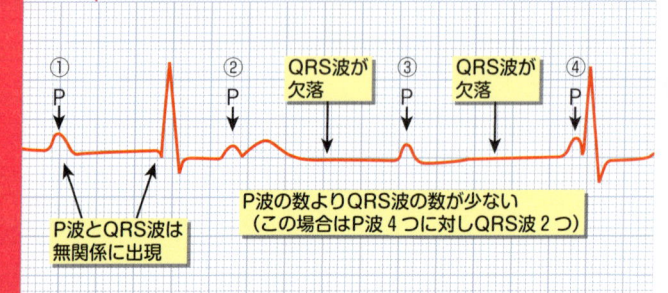

P波の数よりQRS波の数が少ない
（この場合はP波4つに対しQRS波2つ）

洞結節からの刺激が房室結節にまったく伝わらない状態。PP間隔もRR間隔もそれぞれ一定ですが、P波とQRS波は無関係に出現します。

5 STEP で見きわめよう

STEP 1 心拍数
徐脈
30回／分以下

STEP 2 患者の状態
- アダムス・ストークス症候群（失神発作・けいれん）

STEP 3 QRS幅
狭い（広いときもある）

STEP 4 RR間隔
整

STEP 5 PとQRS
PQ間隔は不定

ナースはこう動こう！

失神の危険あり。ドクターコールし、早期のペーシングを。

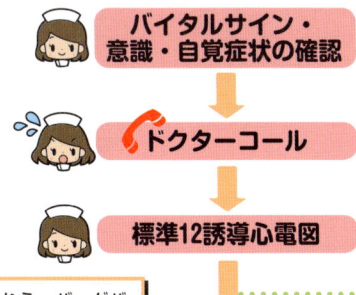

```
バイタルサイン・意識・自覚症状の確認
        ↓
    ドクターコール
        ↓
   標準12誘導心電図
        ↓
```

急変にそなえ、バッグバルブマスクなど補助換気の準備をしておく

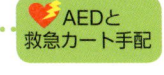

・・・・ 💔 AEDと救急カート手配

```
경皮的ペーシング・体外式ペースメーカー準備
        ↓
   薬物投与・ペーシング
```

・・・・ 必要に応じ徐脈に対しアトロピン投与

2 心電図の読み方と対処　A Ⅲ度房室ブロック

Check Point ▶ 対処方法

- 体外式ペースメーカー挿入までは、経皮的ペーシングを行います。経皮的ペーシングをただちに行えない場合は、アトロピン投与を考慮します。

発生のしくみと特徴

Ⅲ度房室ブロックは、

洞結節（どうけっせつ）からの刺激が房室結節（ぼうしつけっせつ）にまったく伝わらず、心房と心室がばらばらに収縮している状態です。

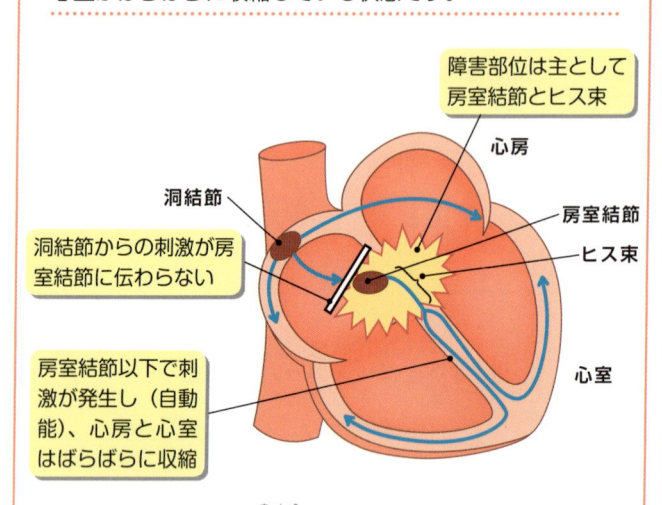

- 障害部位は主として房室結節とヒス束
- 心房
- 洞結節
- 房室結節
- ヒス束
- 洞結節からの刺激が房室結節に伝わらない
- 房室結節以下で刺激が発生し（自動能）、心房と心室はばらばらに収縮
- 心室

● 自動能は刺激伝導系の末梢（まっしょう）に行くほど低下するため、心室の収縮回数は少なくなります。
● 広いQRS波の場合は、障害部位はほぼヒス束（そく）以下です。

【障害部位の割合】

	房室結節内	ヒス束内	ヒス束以下
狭いQRS波	53%	47%	－
広いQRS波	11%	5 %	84%

考えられる原因

- Ⅲ度房室ブロックは、ほとんどがなんらかの心疾患が原因で起こります。具体的には下記のような疾患があります。
- 虚血性心疾患：**左冠動脈を含むACS**（急性冠症候群）が最も多く、とくに左前下行枝、心室中隔枝、および対応する脚への血行障害が原因となります。
- 心筋炎
- 特異性心筋症
- 二次性心筋症（アミロイドーシス、サルコイドーシス）

　アミロイドーシスとは、アミロイド（線維状の構造をもった不溶性の糖蛋白）が細網線維に沈着し、血管周囲に増加していく疾患です。さまざまな機能障害を引きおこします。

　サルコイドーシスとは、原因不明の全身性肉芽腫性疾患で、細胞性免疫の低下を伴います。肉芽腫性病変に伴う慢性障害（圧迫・瘢痕）、炎症性病変に伴う急性障害（血管障害）がみられます。

　アミロイドーシス、サルコイドーシスはP229で詳しく説明しています。

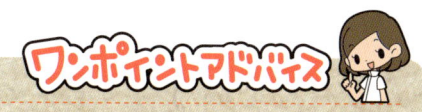

ワンポイントアドバイス

- **急性心筋梗塞に伴ったⅢ度房室ブロックは、患者がショック状態になる可能性が高い**です。
- 心拍数が50回／分以下の場合は、不安定な状態と考えたほうがよいでしょう。
- 心拍数が保たれていても急変する可能性が高いため、治療が行われるまで観察が必要です。

緊急度 **B**
頻脈
徐脈

洞不全症候群 (SSS)

sick sinus syndrome

🔔ドクターコール 緊急

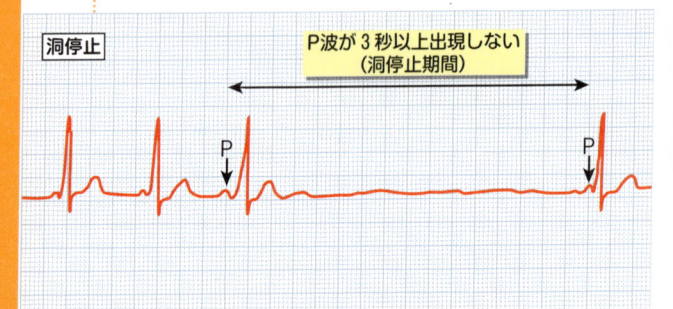

|洞停止|

P波が3秒以上出現しない
(洞停止期間)

洞結節の興奮生成や伝導障害により発生する徐脈で、洞性徐脈、洞停止または洞房ブロック、徐脈頻脈症候群の3群に分類されます。

5STEPで見きわめよう

1 STEP 心拍数
徐脈

2 STEP 患者の状態
- めまい
- 失神
- 血圧低下

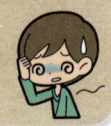

3 QRS幅
狭い

4 RR間隔
不整

5 PとQRS
PQ間隔は一定

ナースはこう動こう！

自覚症状がある場合や3秒以上の洞停止は緊急処置が必要。

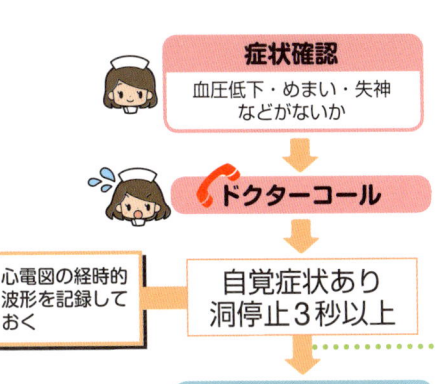

症状確認
血圧低下・めまい・失神などがないか

↓

ドクターコール

心電図の経時的波形を記録しておく

自覚症状あり 洞停止3秒以上

救急カートの手配、経皮的ペーシング・体外式ペースメーカーの準備

↓

緊急ペーシング
原因となる薬剤は中止する

Check Point ▶ 洞不全症候群の種類

① 洞性徐脈：高度な洞性徐脈 ➡P.98。
② 洞停止または洞房ブロック：洞停止は、P波とQRS波が3秒以上出現せず、補充調律が出現します。洞房ブロックは、洞結節は興奮を発生しているのに、周囲に伝わらない状態です。正常洞調律にP波とQRS波が突然脱落し、PP間隔は本来の整数倍になります。
③ 徐脈頻脈症候群：発作性心房細動など心房が高頻度に興奮したあと、一時的に洞停止、高度洞性徐脈が生じます。

発生のしくみと特徴

洞不全症候群は、
なんらかの原因で洞結節が電気的興奮を発生させる能力が低下することによって起こります。

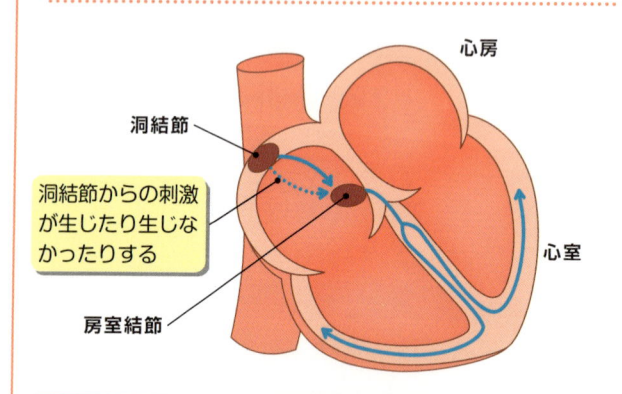

心房

洞結節

洞結節からの刺激が生じたり生じなかったりする

心室

房室結節

【洞不全症候群の種類別　発生のしくみ】

洞性徐脈	洞結節の興奮の発生頻度が低下することにより、正常洞調律の高度な徐脈が起きる
洞停止	洞結節からの興奮が一時的に生じなくなるため、P波が数秒にわたって途切れる。洞停止の時間が長いと、房室接合部や心室で補充調律が出現する
徐脈頻脈症候群	心房細動など洞結節以外の場所で興奮が多く発生すると、洞結節は興奮を発生しなくなる。この状態で頻拍発作が停止すると、休んでいた洞結節がすぐに刺激を発生できない場合がある

考えられる原因

- **加齢**や**虚血**、**心筋炎**などに伴う心疾患による洞結節そのものの機能障害や、洞結節とその周辺の心房組織間の伝導障害によって起こります。
- 極度の不安や緊張など自律神経の影響や、β遮断薬やカルシウム拮抗薬など、洞結節に影響を与える薬剤の使用によっても起こります。
- 徐脈頻脈症候群を引きおこす不整脈は、心房細動、心房粗動、発作性上室性頻拍などの**上室性の頻脈性不整脈**です。洞結節近くで興奮が発生しているため洞結節が発生する刺激が抑制されます。

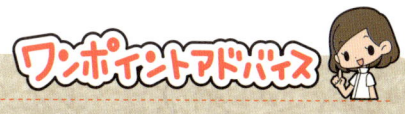

ワンポイントアドバイス

- 洞不全症候群では、長時間心臓の収縮が停止することにより心停止に陥る可能性があります。
- **心停止**の時間が5〜10秒と長くなると、**脳虚血発作**により意識消失やけいれんを引きおこします（**アダムス・ストークス症候群**）。このようなときはペースメーカーの適応です。
- 緊急ペーシングの方法として、「**経皮的ペーシング**」があります。これは、除細動器についている機能のひとつで、体外式ペースメーカーを挿入するまでの少しの間パッドを用いて簡易に、経皮的にペーシングするものです ➡P.188。

緊急度 B

頻脈 / 徐脈

徐脈性心房細動（AFブラディ）

じょみゃくせいしんぼうさいどう

ブラディカルディアック アトリアル フィブリレーション
bradycardiac atrial fibrillation

🔔 ドクターコール

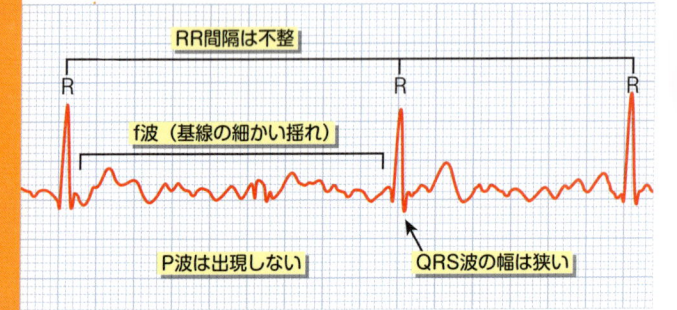

- RR間隔は不整
- R
- f波（基線の細かい揺れ）
- P波は出現しない
- QRS波の幅は狭い

心房のあちこちで不規則に興奮が生じている状態です。通常は頻脈が多いですが、なんらかの原因により徐脈になっています。

5 STEP で見きわめよう

STEP 1 心拍数
徐脈

STEP 2 患者の状態
- 血圧低下
- めまい
- 嘔気

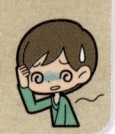

STEP 3 QRS幅
狭い

STEP 4 RR間隔
不整

STEP 5 PとQRS
PQ間隔は不明

ナースはこう動こう！

血圧低下や自覚症状がある場合、ペースメーカーを検討します。

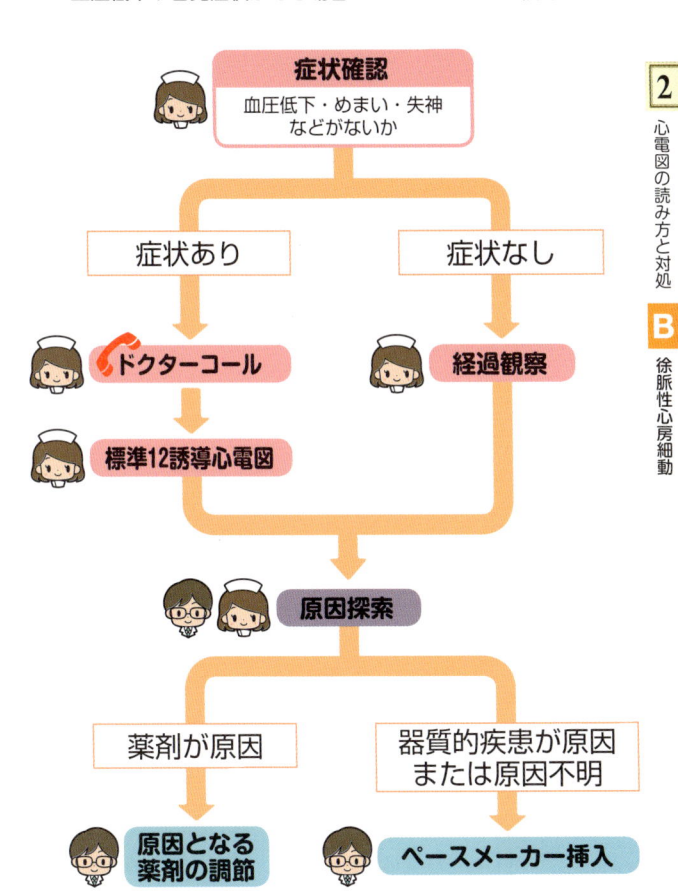

```
                    症状確認
          血圧低下・めまい・失神
              などがないか
           /              \
       症状あり            症状なし
         ↓                  ↓
     ドクターコール         経過観察
         ↓
    標準12誘導心電図
                ↓
             原因探索
           /         \
       薬剤が原因    器質的疾患が原因
                    または原因不明
          ↓              ↓
      原因となる      ペースメーカー挿入
      薬剤の調節
```

2 心電図の読み方と対処

B 徐脈性心房細動

発生のしくみと特徴

徐脈性心房細動 は、
心房のあちこちから興奮が無秩序に発生していますが、なんらかの原因で、すべての興奮が心室に伝わりません。

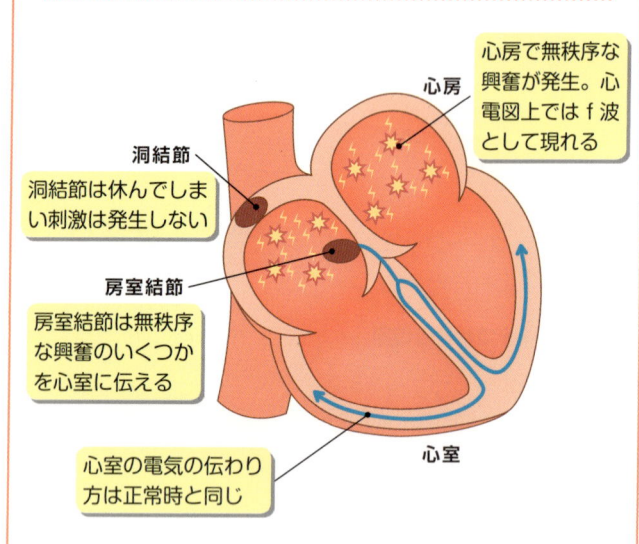

心房
心房で無秩序な興奮が発生。心電図上ではf波として現れる

洞結節
洞結節は休んでしまい刺激は発生しない

房室結節
房室結節は無秩序な興奮のいくつかを心室に伝える

心室の電気の伝わり方は正常時と同じ

心室

- 心房は細かく震えているのに、心室は時々しか興奮しない状態です。
- 房室結節は、通常は心房の興奮の多くを心室へ伝えますが、なんらかの原因で興奮を伝える機能が低下していて、**心房の興奮の一部しか心室に伝わらない**状態です。
- 洞結節は休み、心房の興奮は不規則なので、心電図上はRR間隔がばらばらになります。

考えられる原因

- 心房細動は、頻脈性 ➡P.82 と徐脈性に分かれます。刺激発生のしくみは同じですが、原因は異なります。
- 心房細動の患者は、頻脈にならないように心拍数を低下させる薬物を投与されています ➡P.85。うまくコントロールされているときは、心拍数は70～80回／分でまったく問題ありませんが、薬が効きすぎているときに徐脈になることがあります。
- **ジギタリス製剤**、**カルシウム拮抗薬**、**β遮断薬**などがこの薬剤で、房室結節の電気の伝わりを低下させ、心室へ電気的興奮が数多く伝わらないように調整する役割をもっています。
- 薬物の影響以外では、房室結節の電気的興奮の伝導性が変性疾患などにより著しく障害を受けた場合や、高齢者などの場合は徐脈となることがあります。

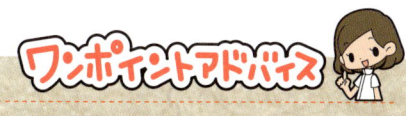

ワンポイントアドバイス

- 血圧低下や自覚症状がある場合は、ペースメーカーの適応になります。
- 徐脈性の心房細動を発見したら、以下の心拍数を下げる薬剤が投与されていないか確認しましょう。

ジギタリス製剤：ジゴシン、セジラニドなど
カルシウム拮抗薬：ヘルベッサー、ワソラン
β遮断薬：インデラル、テノーミン、セロケンなど

緊急度 **C** 頻脈徐脈

心室期外収縮 (PVC)
しんしつきがいしゅうしゅく

premature ventricular contraction
プレマチュア ヴェントリキュラー コントラクション

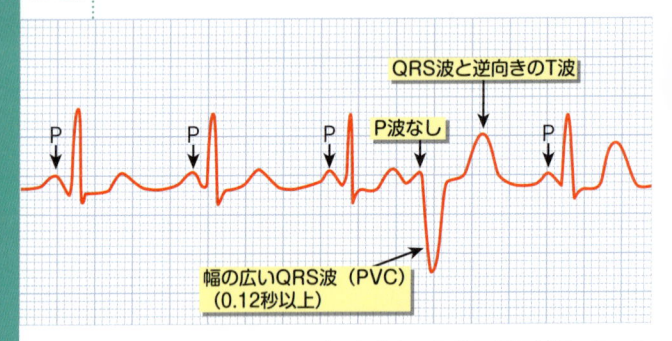

- QRS波と逆向きのT波
- P波なし
- 幅の広いQRS波（PVC）（0.12秒以上）

正常洞調律よりも早いタイミングで心室から異常な興奮が起こり、心室が早期に収縮します。単発で基礎疾患がなければ治療は不要。

5STEPで見きわめよう

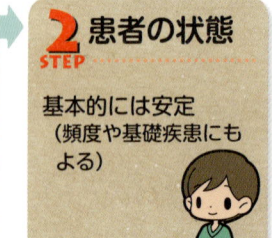

1 STEP 心拍数
さまざま

2 STEP 患者の状態
基本的には安定
（頻度や基礎疾患にもよる）

3 QRS幅
広い（0.12秒以上）

4 RR間隔
不整

5 PとQRS
先行するP波なし

ナースはこう動こう！

症状がなく単発の場合、緊急度は低いです。総合的に判断を。

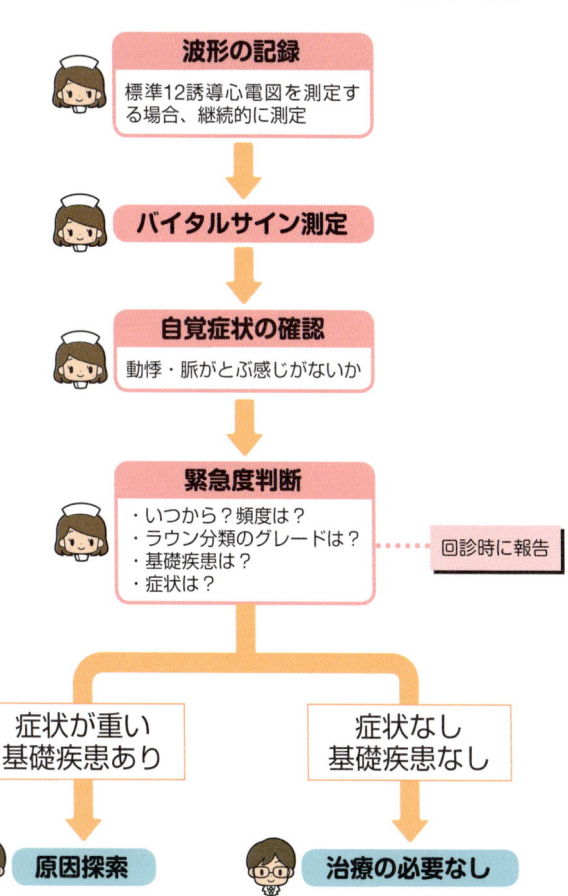

波形の記録
標準12誘導心電図を測定する場合、継続的に測定

↓

バイタルサイン測定

↓

自覚症状の確認
動悸・脈がとぶ感じがないか

↓

緊急度判断
- いつから？頻度は？
- ラウン分類のグレードは？
- 基礎疾患は？
- 症状は？

……回診時に報告

↓

症状が重い 基礎疾患あり	症状なし 基礎疾患なし
原因探索	**治療の必要なし**

📝 発生のしくみと特徴

心室期外収縮は、
心室で異常な興奮が発生するもので、異所性自動能亢進、リエントリー、撃発活動の3つの原因があります。

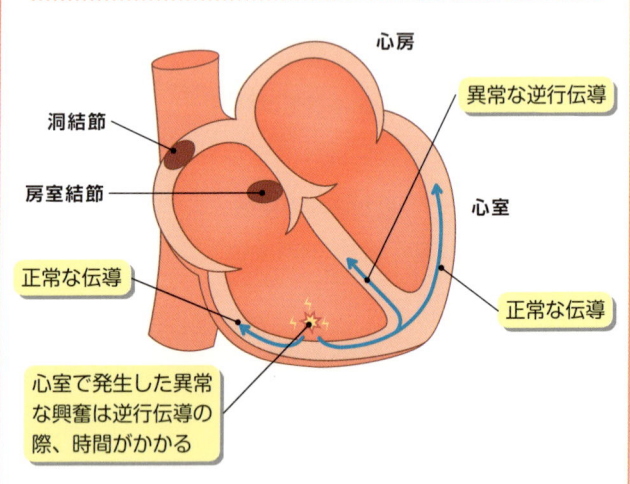

図中ラベル：
- 心房
- 異常な逆行伝導
- 洞結節
- 房室結節
- 心室
- 正常な伝導
- 正常な伝導
- 心室で発生した異常な興奮は逆行伝導の際、時間がかかる

● 発生のしくみには以下の3タイプがあります。

① **異所性自動能亢進**：通常、自動能を有するのは刺激伝導系ですが、なんらかの原因により、刺激伝導系以外の心室筋の一部が興奮した状態です。

② **リエントリー**（興奮旋回）：興奮波が心筋内を旋回して、同一部分を興奮させます。1回のリエントリーでは心室期外収縮、連発すると心室頻拍となります。

③ **撃発活動**：異常自動能の一部で外部からの刺激や活動電位が発生すると、それを引き金に自発興奮が起こります。

考えられる原因

- 健康な人でも、1日中モニターをつけていると、とくに誘因もなく、いくつかの心室期外収縮を認めます。**心筋便塞**(しんきんこうそく)や**心不全**などの心疾患で出現しやすくなります。

【ラウン分類による重症度分類】

グレード0	心室期外収縮なし	経過観察
グレード1	心室期外収縮が散発	
グレード2	心室期外収縮が頻発（1時間に30個以上または1分に1個以上）	回診時にドクターコール
グレード3	多源性心室期外収縮 ➡P.130	
グレード4a	連発性心室期外収縮 ➡P.134 2連発	
グレード4b	連発性心室期外収縮 ➡P.134 3連発以上	すぐドクターコール
グレード5	R on T型心室期外収縮 ➡P.138	

ワンポイントアドバイス

- 重症度は心臓の基礎疾患と心室期外収縮の種類に関連します。**自覚症状**の様子や**基礎疾患**、**心電図**の解析を行い**総合的に判断**する必要があります。
- 心室期外収縮では、心室の一部が勝手に興奮している状態で、拡張期が終了する前に早期収縮が起こります。心室から心房へ血液が逆流したり、心室が充満する前に収縮したりするため、拍出する血液量が減り、脈が欠損します。

緊急度	
B 頻脈 徐脈	# 多源性心室期外収縮 (多源性PVC) たげんせいしんしつきがいしゅうしゅく (たげんせいピーブイシー) マルチフォーカル ヴェントリキュラー コントラクション multifocal ventricular contraction

🔔 ドクターコール 緊急

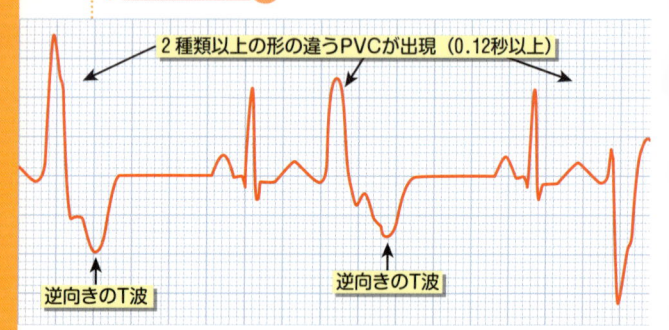

2種類以上の形の違うPVCが出現（0.12秒以上）

↑ 逆向きのT波　　↑ 逆向きのT波

2か所以上の異所性の興奮によって起こり、QRS波の形や向きは対応の違うものが現れます。心室頻拍や心室細動への移行に注意。

5STEPで見きわめよう

STEP 1 心拍数
さまざま

STEP 2 患者の状態
- 血圧低下
- 胸部不快感
- 動悸

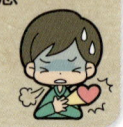

STEP 3 QRS幅
広い（0.12秒以上）

STEP 4 RR間隔
不整

STEP 5 PとQRS
先行するP波なし

ナースはこう動こう！

頻度が高く基礎疾患のある場合は急変に注意が必要です。

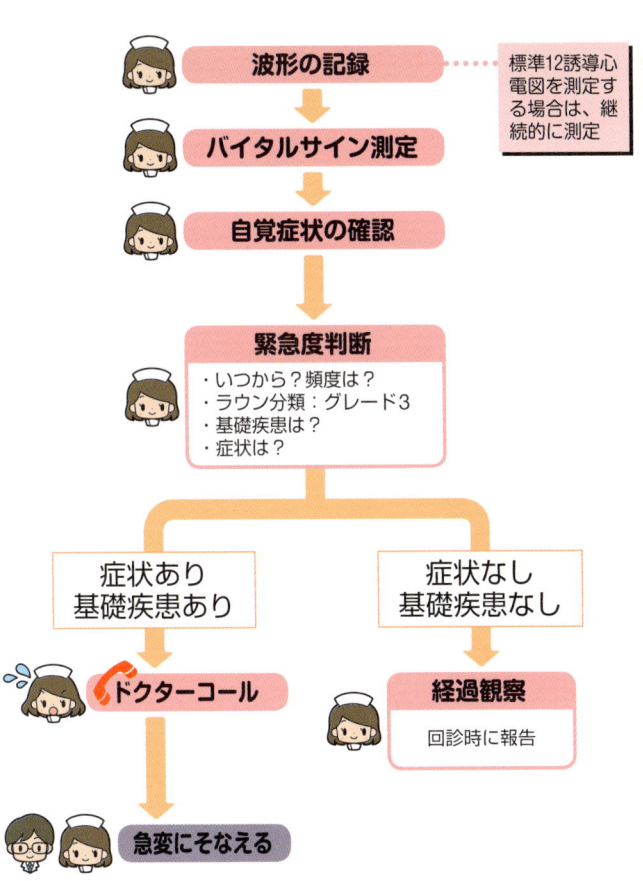

```
        波形の記録  ……… 標準12誘導心電図を測定す
                         る場合は、継続的に測定
            ↓
      バイタルサイン測定
            ↓
       自覚症状の確認
            ↓
         緊急度判断
    ・いつから？頻度は？
    ・ラウン分類：グレード3
    ・基礎疾患は？
    ・症状は？
```

症状あり / 基礎疾患あり → **ドクターコール** → 急変にそなえる

症状なし / 基礎疾患なし → **経過観察**（回診時に報告）

2 心電図の読み方と対処

B 多源性心室期外収縮

発生のしくみと特徴

多源性心室期外収縮は、
2か所以上で異所性の興奮が発生し、心室内を伝わることで起こります。

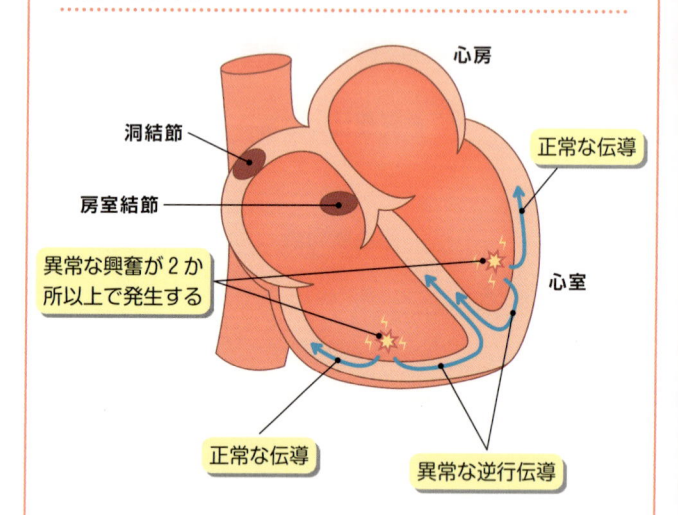

図中ラベル：
- 心房
- 洞結節
- 房室結節
- 正常な伝導
- 異常な興奮が2か所以上で発生する
- 心室
- 正常な伝導
- 異常な逆行伝導

- 異所性の興奮は、末端側には正常時と同じように伝わりますが、中心側には逆の方向で伝わるため正常な伝導より時間がかかります。
- 異所性の興奮が1か所のみで起こるのであれば、同じ形のQRS波が現れる単発性の心室期外収縮 ➡P.126 となりますが、2か所以上で起こると、それぞれの興奮からの伝わり方が違うので、**形の異なるQRS波**となります。

考えられる原因

- 心筋梗塞、心不全、心筋症などの心疾患では、心筋の刺激閾値が低下して非常に興奮しやすくなっており、心室期外収縮が起こりやすい状態です。
- また、カテコールアミンの投与など薬の影響で起こる場合もあります。

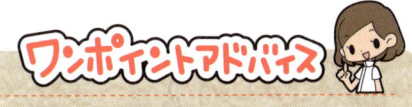

ワンポイントアドバイス

- ラウン分類 ➡P.129 ではグレード3になります。通常は回診時に報告すればよいですが、1分間に出現するPVCの数が多いときや血圧低下を伴うときは、心室頻拍や心室細動の前駆症状のことがあるので、早めに報告しましょう。
- 心室期外収縮の場合、異所性刺激の発生源は心室で、PVCの形がいつも同じなら1か所、2種類あれば2か所、3種類あれば3か所と考えられます。
- 異常な逆行伝導は、房室結節を逆行して心房を収縮させることはほとんどありません。心室期外収縮では、上室期外収縮でみられるような異所性のP波（P′波）➡P.142 が出ることはまずないといえます。

緊急度 B　頻脈 徐脈

連発性心室期外収縮
れんぱつせいしんしつきがいしゅうしゅく

🔔ドクターコール 緊急　❤️AED

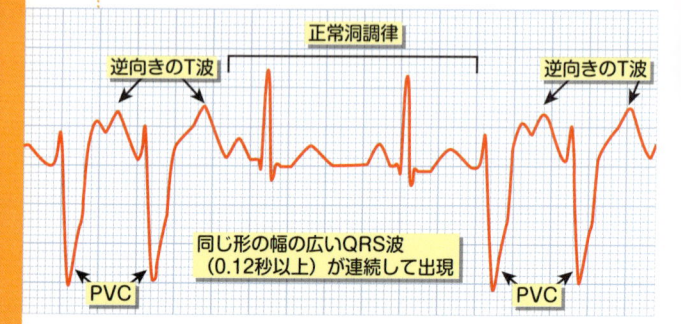

逆向きのT波　正常洞調律　逆向きのT波

同じ形の幅の広いQRS波
（0.12秒以上）が連続して出現

PVC　　PVC

心室で異所性刺激が起こる心室期外収縮が2回以上連発します。3回以上PVCが連続するものをショートランといいます。

5STEP で見きわめよう

STEP 1 心拍数
さまざま

STEP 2 患者の状態
- 血圧低下
- 動悸
- 胸部不快感

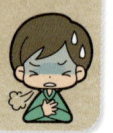

3 QRS幅
広い（0.12秒以上）

4 RR間隔
不整

5 PとQRS
先行するP波なし

ナースはこう動こう！

PVCが連発する数が多いほど危険。急変にそなえましょう。

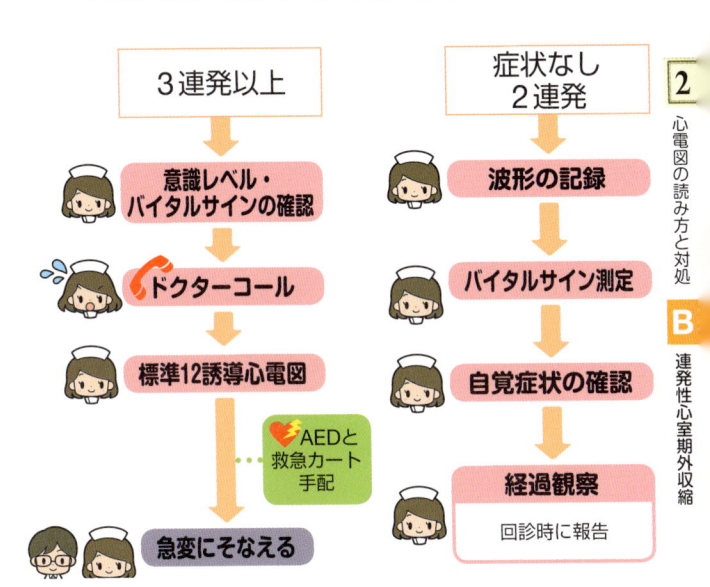

3連発以上

- 意識レベル・バイタルサインの確認
- ドクターコール
- 標準12誘導心電図
  - AEDと救急カート手配
- 急変にそなえる

症状なし 2連発

- 波形の記録
- バイタルサイン測定
- 自覚症状の確認
- 経過観察
  - 回診時に報告

2 心電図の読み方と対処

B 連発性心室期外収縮

Check Point ▶ 波形の特徴

- 期外収縮が3回以上連発する状態を**ショートラン**と呼びます。ショートランは連発状態が長く続かない場合に使うことが多いです。
- 心室期外収縮の連発状態が持続した場合を心室頻拍（P66〜77）といいます。

発生のしくみと特徴

連発性心室期外収縮は、
心室の異所性刺激が繰り返し発生し、リエントリーが起きている状態です。

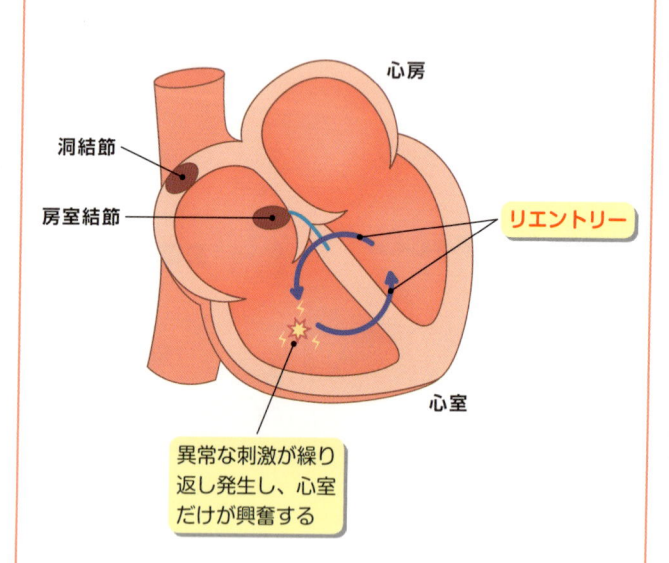

- 心房
- 洞結節
- 房室結節
- リエントリー
- 心室
- 異常な刺激が繰り返し発生し、心室だけが興奮する

- 1回のリエントリーでは単発の心室期外収縮となり、**連続すると連発性の心室期外収縮**となります。
- 異所性の刺激発生が1か所であれば、心電図上では同じ形の幅広いQRS波が連続して出ます。刺激発生が2か所以上であれば、形の違う幅広のQRS波が連続することもあります。

考えられる原因

- PVCの散発や連発は、**心筋梗塞**・**狭心症**などの心疾患によるものが主な原因です。
- その他、心筋症や心筋炎、弁膜症、重症心不全などが原因で出現することがあります。
- これらの心疾患や**カテコールアミン**の投与により、心筋が非常に興奮しやすくなっている場合に起こりやすくなります。

ワンポイントアドバイス

- PVCの連発で血液の空打ち状態になると、脳に十分な血液を送ることができません。人の脳は、**4秒程度の虚血でも意識消失**を起こします。いくらすぐに正常洞調律に戻ったとしても、一瞬でも**心停止**を起こしたのと同じです。患者の状態は非常に不安定といえます。
- 心室頻拍や心室細動など、**致死性の不整脈に移行**する可能性も考慮した対応が必要です。
- **ラウン分類** ➡P.129 ではグレード4になります。2連発はグレード4aで、「すぐドクターコール」ではない場合が多いですが、**3連発以上はグレード4bで**「**すぐドクターコール**」となり重症度は上がります。また基礎疾患や自覚症状も合わせて重症度を判断することが大切です。

緊急度 **B**
頻脈
徐脈

R on T型心室期外収縮

アール オン ティー パターン
R on T pattern

🚑ドクターコール 緊急　❤️AED

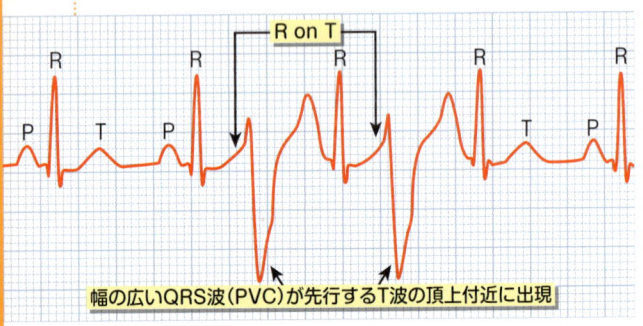

R on T

幅の広いQRS波（PVC）が先行するT波の頂上付近に出現

先行する正常収縮とPVCの間隔が異常に短く、先行するT波の頂上付近にPVCが出現します。心室頻拍や心室細動への移行に注意。

5 STEP で見きわめよう

STEP 1 心拍数
さまざま

STEP 2 患者の状態
- 意識消失
- 血圧低下

※安定している場合もある

STEP 3 QRS幅
広い（0.12秒以上）

STEP 4 RR間隔
不整

STEP 5 PとQRS
先行するP波なし

ナースはこう動こう！

心室頻拍などに移行する危険があります。ドクターコールを！

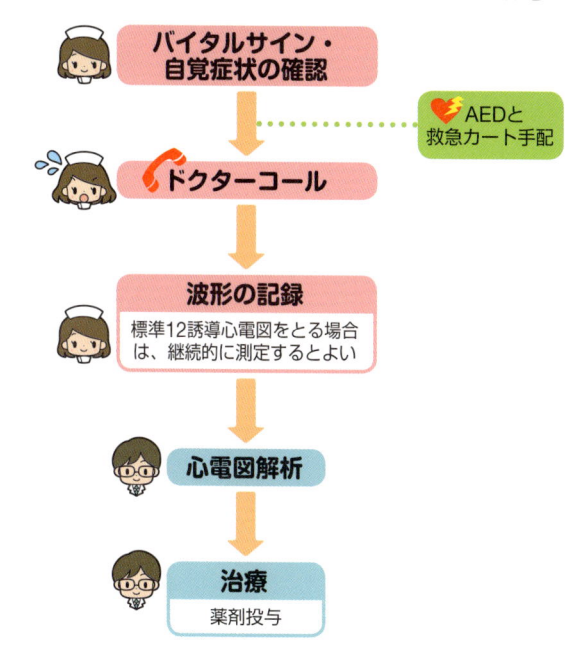

```
バイタルサイン・自覚症状の確認
        ↓ ······ 💥 AEDと救急カート手配
ドクターコール
        ↓
波形の記録
標準12誘導心電図をとる場合は、継続的に測定するとよい
        ↓
心電図解析
        ↓
治療
薬剤投与
```

Check Point ▶ 患者の状態

- R on T型の心室期外収縮は、患者の状態が安定していても、心室頻拍や心室細動などの致死性不整脈を引きおこす可能性があるため、急変にそなえた対応が必要です。

📝 発生のしくみと特徴

R on T型心室期外収縮は、

心室からの異所性の刺激が、前の収縮が終わらないうちに起こるため、興奮する部分としない部分が現れます。

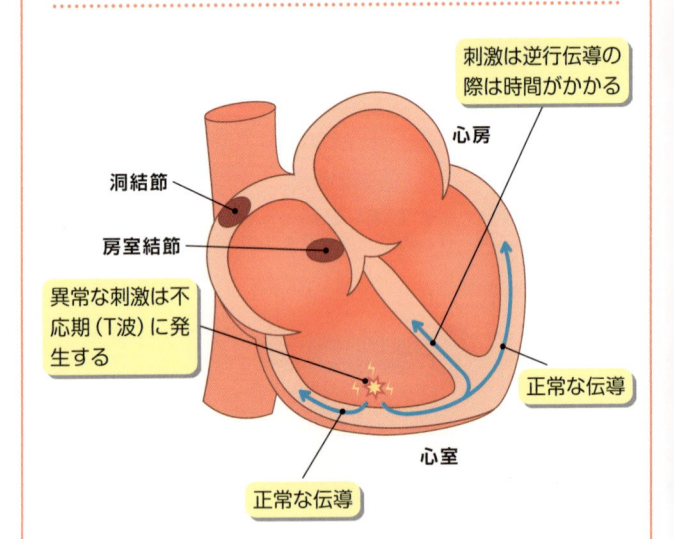

図中のラベル:
- 刺激は逆行伝導の際は時間がかかる
- 心房
- 洞結節
- 房室結節
- 異常な刺激は不応期（T波）に発生する
- 正常な伝導
- 心室
- 正常な伝導

- 先行T波の頂点は**受攻期**といわれ、不応期の後半にあたります。**受攻期は心筋が不応期から回復している部分とそうではない部分があり、不均一の状態**です。ここに刺激が加わってしまうと、興奮する部分としない部分が現れ、無秩序な興奮が起こるのです。

考えられる原因

- 心不全や急性心筋梗塞（しんきんこうそく）などの心疾患、カテコールアミンの投与などで、心臓が非常に興奮しやすくなっていることが主な原因です。
- T波は心筋の不応期にあたるので、本来なら不整脈が重なることはありません。それにもかかわらずT波上にR波が乗るような状態とは、とても強い刺激が起きたか、心筋が非常に不安定な状態にあるということが考えられます。

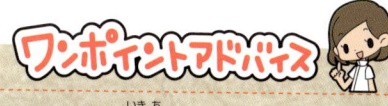

ワンポイントアドバイス

- 心筋梗塞のときなどは心筋の刺激閾値（いきち）が低下しているので、わずかな刺激でも心室細動を起こしやすく非常に危険です。
- 一見、単形性の心室期外収縮が出ているだけと思いがちですが、緊急度はずっと高く、注意が必要です。
- 心室頻拍、心室細動など致死性の不整脈に移行する可能性も考慮した対応が必要です。
- ラウン分類 ➡P.129 はグレード5で、最も危険な心室期外収縮に分類されます。R on Tを見たらすぐドクターコールしましょう。

緊急度 **C**
頻脈徐脈

じょうしつきがいしゅうしゅく
上室期外収縮 (SVPC)

スプラヴェントリキュラー プリマチュア コントラクション
supraventricular premature contraction

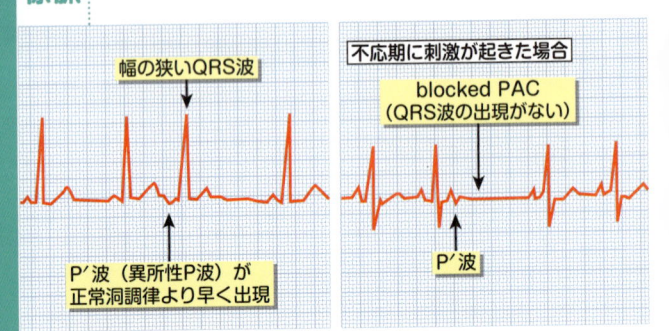

幅の狭いQRS波

P′波（異所性P波）が正常洞調律より早く出現

不応期に刺激が起きた場合

blocked PAC（QRS波の出現がない）

P′波

ヒス束分岐部付近より上の部位から異常刺激が早期に発生した状態です。正常洞調律とは違う形のP波（異所性P波）が現れます。

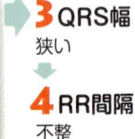

5STEPで見きわめよう

STEP1 心拍数
さまざま

STEP2 患者の状態
安定していることが多い

3 QRS幅
狭い

4 RR間隔
不整

5 PとQRS
異所性P波が出現

ナースはこう動こう！

緊急性はありませんが、誘因・原因の探索と除去が必要です。

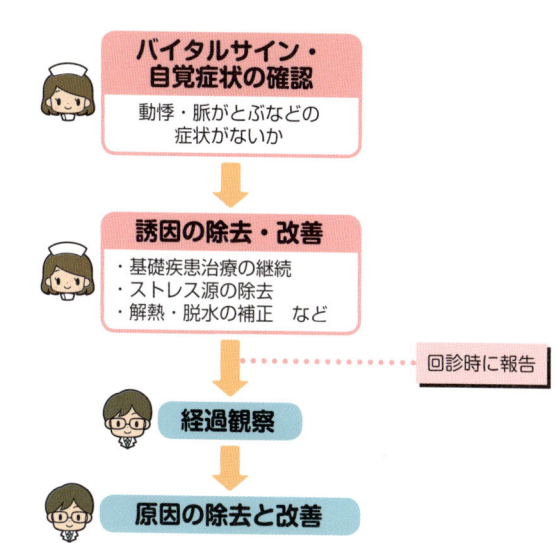

バイタルサイン・自覚症状の確認
- 動悸・脈がとぶなどの症状がないか

↓

誘因の除去・改善
- 基礎疾患治療の継続
- ストレス源の除去
- 解熱・脱水の補正　など

↓

経過観察 …… 回診時に報告

↓

原因の除去と改善

Check Point ▶ 波形の特徴

- 刺激の発生場所が洞結節(どうけっせつ)に近い場合、異所性P波は、正常の波形と似たものになります。房室結節(ぼうしつけっせつ)に近い場合は、PQ間隔が短くなります。
- 上室期外収縮の出現が早すぎ、房室結節の<u>不応期(ふおうき)</u>にあたった場合は、上室の刺激が心室に伝わらず、P′波に続くQRS波が出現しないことがあります。これを<u>ブロックされた上室期外収縮（blocked PAC）</u>といい、P142右の図になります。

発生のしくみと特徴

上室期外収縮は、
上室（洞結節以外の心房か、ヒス束分岐部付近より上の部分）で、異常刺激が早いタイミングで発生します。

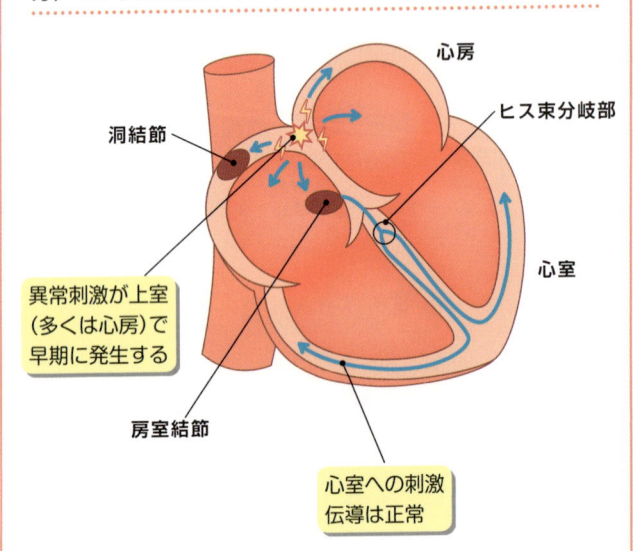

心房

ヒス束分岐部

洞結節

心室

異常刺激が上室（多くは心房）で早期に発生する

房室結節

心室への刺激伝導は正常

- 原則的に心室へは正常な伝導路を通り刺激が伝わるので、心電図上、P′波に続くQRS波は正常と同じ幅の狭い形になります。
- 房室結節の不応期に刺激が発生した場合、心室には刺激は伝わりません（blocked PAC）。
- 異所性刺激が**心室内変行伝導** ➡P.145 になった場合、心電図上ではQRS波の幅が広い右脚ブロックパターンになります。

考えられる原因

- 心房に病的負荷がかかる状況（**肺気腫**などの慢性肺疾患による右房負荷）や**僧帽弁疾患**、**高血圧疾患**、**虚血性心疾患**などによる左房負荷、甲状腺機能亢進症、薬物の影響（**気管支拡張剤**、**カテコールアミン**）などがあります。とくに基礎疾患がない場合は、喫煙、ストレス、コーヒー、飲酒、加齢などが原因となることもあります。

心室内変行伝導とは

心室内変行伝導とは、刺激が伝導系の**生理的不応期**に起こったために生じる機能的、一時的な伝導異常のことです。

通常は右脚のほうが左脚より不応期が長いので、この場合、右脚には刺激が伝わらず、不応期から脱した左脚だけの伝導となります。そのため上室期外収縮の変行伝導は**右脚ブロック** ➡P.146 のパターンになり、幅の広いQRS波が現れます。

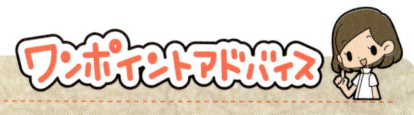

ワンポイントアドバイス

- 上室期外収縮は、**心房期外収縮**（premature atrial contraction：**PAC**）と**房室接合部期外収縮**（junctional premature contraction）を合わせた呼び方です。
- 健常者にもよくみられる不整脈ではありますが、多発する場合は心房細動や上室頻拍の引き金になることもあります。

緊急度 **C** 頻脈 徐脈

脚ブロック（BBB）

bundle branch block

右脚ブロック（RBBB）
- V₁: R, R′ 幅の広いRR′型
- V₆: 深くて幅の広いS波

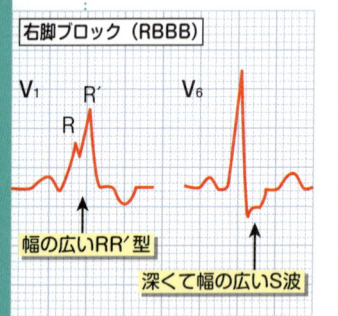

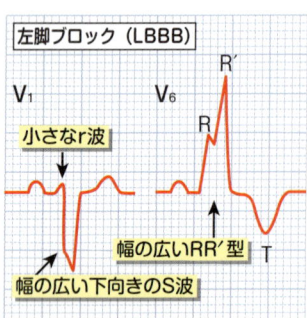

左脚ブロック（LBBB）
- V₁: 小さなr波、幅の広い下向きのS波
- V₆: R, R′ 幅の広いRR′型、T

右脚または左脚が伝導不良になった状態。標準12誘導心電図で部位が確認できます。心筋梗塞に合併した場合は注意が必要です。

5STEPで見きわめよう

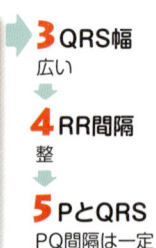

STEP1 心拍数
さまざま

STEP2 患者の状態
安定している（基礎疾患のない場合）

STEP3 QRS幅
広い

STEP4 RR間隔
整

STEP5 PとQRS
PQ間隔は一定

ナースはこう動こう！

心筋梗塞に合併した場合は悪化も予測され注意が必要。

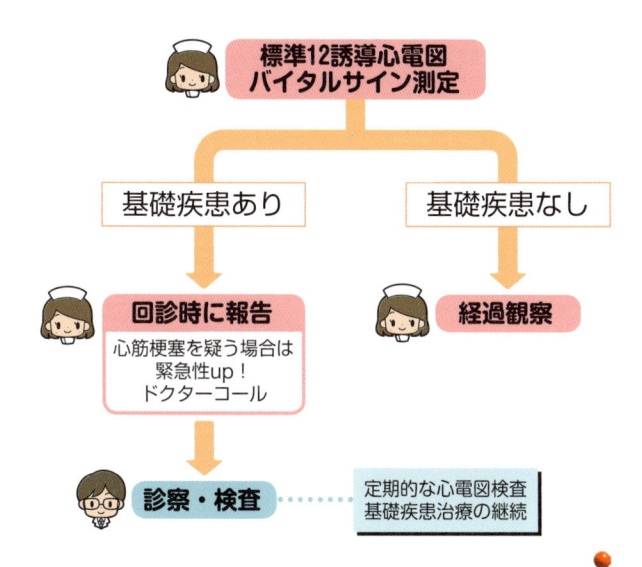

```
        標準12誘導心電図
        バイタルサイン測定
           │
      ┌────┴────┐
  基礎疾患あり   基礎疾患なし
      │             │
   回診時に報告    経過観察
  心筋梗塞を疑う場合は
    緊急性up！
   ドクターコール
      │
   診察・検査 ……… 定期的な心電図検査
                  基礎疾患治療の継続
```

Check Point ▶ 波形の特徴

- QRS波が0.12秒以上のものを完全ブロック、0.10〜0.11秒のものを不完全ブロックといいます。
- 標準12誘導心電図の測定をすれば、脚ブロックの部位が判断できます。右脚ブロックの場合はV_1誘導で幅の広いRR′型、V_6誘導で深くて幅の広いS波がみられます。左脚ブロックの場合、V_1誘導で小さなr波と幅の広い下向きのS波が、V_6誘導で幅の広いRR′型がみられます。

発生のしくみと特徴

脚ブロックは、
右脚または左脚のどこかで伝導異常が起こり、刺激が心室を伝わるのに時間がかかる状態です。

【右脚ブロック】

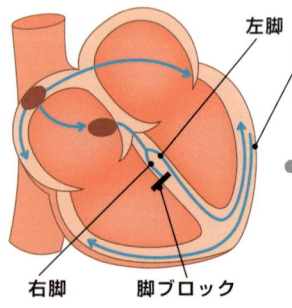

左脚

右脚　脚ブロック

> 左心室→右心室の順に刺激が伝わる

- 房室結節を通った刺激が右脚でブロックされます。そのため刺激はまず左脚に伝わり、左心室が刺激を受けたあとに、心筋を伝い右心室に遅れて伝わります。

【左脚ブロック】

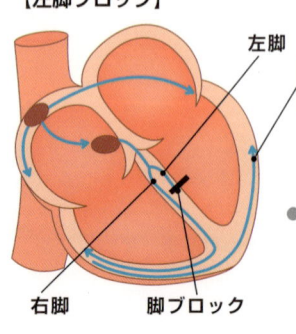

左脚

右脚　脚ブロック

> 右心室→左心室の順に刺激が伝わる

- 刺激は左脚でブロックされます。先に右心室が刺激を受けたあと、遅れて左心室の心筋に伝わります。

考えられる原因

- 虚血性心疾患や心筋症、心筋炎などによって、刺激伝導系の虚血、変性、炎症、線維化が起きると、それが原因となる場合があります。
- その他、刺激伝導系に特異的に老化現象のようなものが進んでいる場合があります。これといった病気がないのに脚ブロックがあるときは、このケースです。

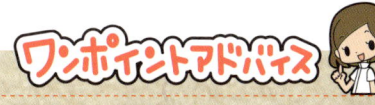

ワンポイントアドバイス

- 左脚は右脚より線維が太く、左右の冠動脈から栄養を受けているため、ブロックを起こしにくい構造をしています。左脚ブロックが起きている場合は、心筋梗塞など心筋に重篤な基礎疾患があることが多いです。
- 右脚ブロック、左脚ブロックそれぞれ単体のみで基礎疾患のない場合は、とくに緊急に治療を必要とせず、寿命にも影響しないと言われています。
- 脚ブロックには、右脚ブロック、左脚ブロック、左脚前枝ブロック、左脚後枝ブロックがあります。なお、右脚も左脚もブロックされた状態がⅢ度房室ブロック→P.114です。

緊急度 **C**
頻脈
徐脈

房室接合部調律

アトリオヴェントリキュラー ジャンクショナル リズム
atrioventricular junctional rhythm

🔔 ドクターコール

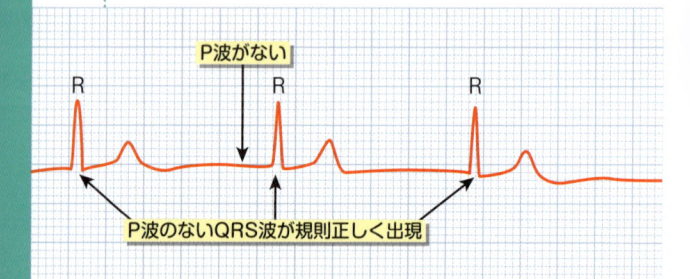

P波がない

R R R

P波のないQRS波が規則正しく出現

房室結節の下側（心房と心室の接合部）がペースメーカーとなって、刺激を発生します。P波はなくQRS波のみが規則正しく現れます。

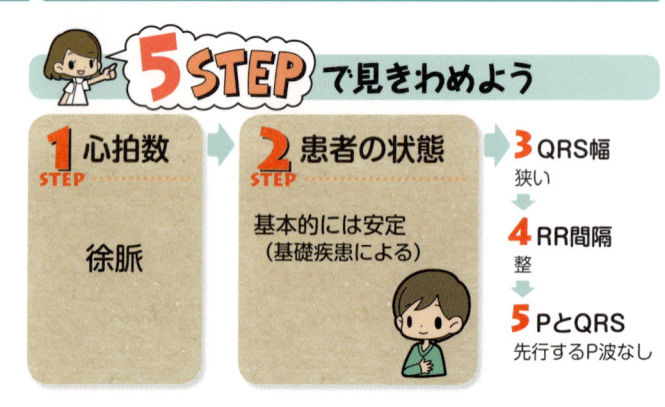

5STEPで見きわめよう

STEP1 心拍数
徐脈

STEP2 患者の状態
基本的には安定
（基礎疾患による）

STEP3 QRS幅
狭い

STEP4 RR間隔
整

STEP5 PとQRS
先行するP波なし

ナースはこう動こう！

持続する場合はドクターコールし原因を検討しましょう。

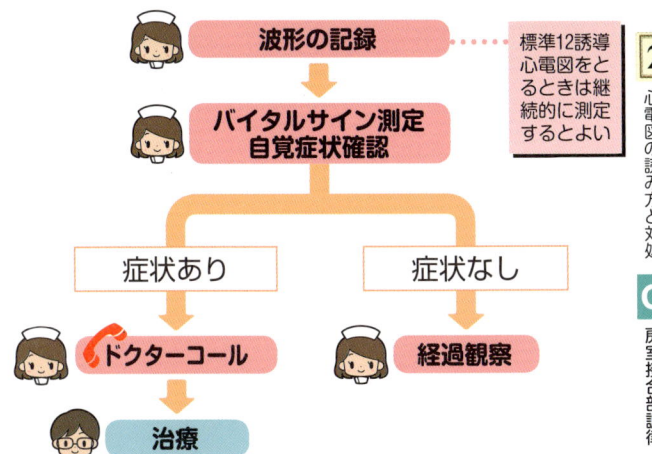

```
波形の記録 ……→ 標準12誘導心電図をとるときは継続的に測定するとよい
    ↓
バイタルサイン測定
自覚症状確認
   ↙    ↘
症状あり  症状なし
  ↓       ↓
ドクターコール  経過観察
  ↓
 治療
```

2 心電図の読み方と対処

C 房室接合部調律

Check Point ▶ 波形の特徴

- 房室接合部からの刺激が心房・心室の両方に伝わるパターンには、以下の2つがあります。
①接合部からの刺激が心房から心室の順で伝わるもの。QRS波の前にP波が現れます（標準12誘導心電図のⅡ、Ⅲ、$_aV_F$誘導などで陰性P波）。
②接合部からの刺激が心室に伝わり、その後心房に伝わるもの。QRS波の後にP波が現れます（標準12誘導心電図のⅡ、Ⅲ、$_aV_F$誘導などで陰性P波）。

発生のしくみと特徴

房室接合部調律は、
洞結節(どうけっせつ)からの刺激が抑制されたとき、房室接合部が代わりにペースメーカーとなって刺激を発生する調律です。

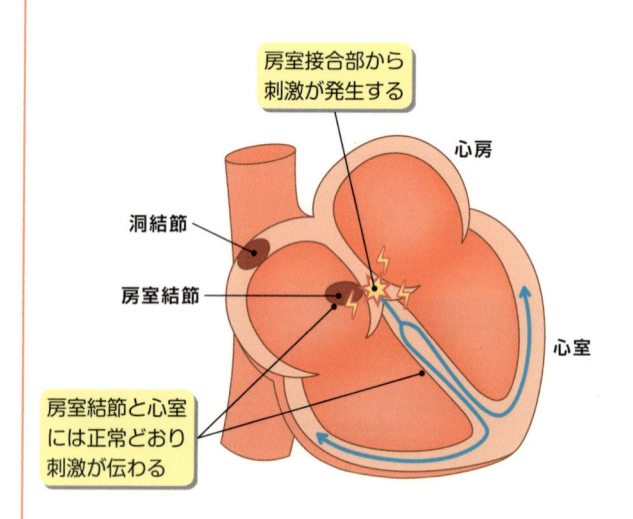

- 房室接合部から刺激が発生する
- 心房
- 洞結節
- 房室結節
- 心室
- 房室結節と心室には正常どおり刺激が伝わる

- 房室接合部からの刺激の発生頻度は洞結節よりも少ないため、徐脈になります。
- 房室結節(ぼうしつけっせつ)と心室への電気の伝わり方は正常時と同じなので、心電図上ではQRS波の幅が狭くなります。

考えられる原因

- 生理的な原因として、**洞性徐脈に対する補充調律**の可能性があります。高齢、睡眠、スポーツ選手などで**迷走神経優位**になっていたり、薬物の影響などで**副交感神経が緊張**したりしていると、洞結節からの刺激伝導が抑制され徐脈になり、補充調律として房室接合部が刺激を発生します。
- 病的な原因の場合、**虚血性心疾患**や**高血圧**、**心筋炎**などにより起こることがあります。

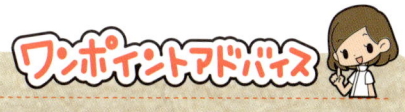

ワンポイントアドバイス

- 房室接合部からの電気刺激発生は、なんらかの原因で洞結節の機能異常が起きたときの、安全機構のようなものです。
- 重症度、緊急性は患者の状態に依存しています。慢性的な徐脈の患者や、基礎疾患や症状がない場合は、緊急性はありません。
- しかしずっと続く場合は、**洞結節の異常がより高度になっている**ことを示します。心筋梗塞や心不全、低酸素など**全身状態が悪い患者に出現した場合は、原因探索と治療が必要**です。
- また、過去のモニター波形を見て、補充収縮が出現せず、洞停止や心停止になっていなかったか確認しましょう。

緊急度 **C**
頻脈
徐脈

ブルガダ型心電図

Brugada type ECG

🔔 ドクターコール

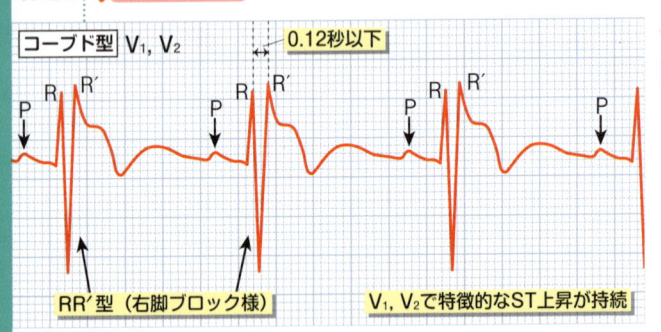

コーブド型 V₁, V₂　　0.12秒以下

P　R　R'　　　P　R　R'　　　P　R　R'　　　P

RR'型（右脚ブロック様）　　V₁, V₂で特徴的なST上昇が持続

標準12誘導心電図で、右脚ブロック様でST上昇を伴う特殊な波形が出現します。通常無症状ですが突然死の原因となることも。

5 STEPで見きわめよう

STEP 1 心拍数
正常

STEP 2 患者の状態
通常は無症状

※心室細動に移行し虚血症状が出る場合もある

STEP 3 QRS幅
狭い

STEP 4 RR間隔
整

STEP 5 PとQRS
PQ間隔は一定

ナースはこう動こう！

通常無症状ですが、場合によっては精査や治療が必要です。

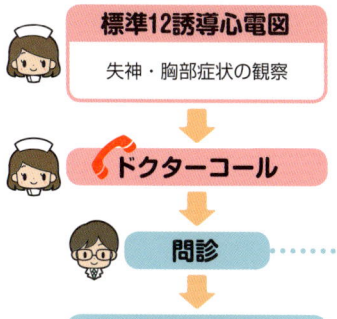

```
標準12誘導心電図
  失神・胸部症状の観察
        ↓
   ドクターコール
        ↓
      問診 ········· 家族に突然死した人がいるか、今までに失神したことがあるか
        ↓
    精査・治療
  失神発作がある場合や
  電気生理学的検査が陽性の
  場合は植え込み型式除細動器
  （ICD）を挿入する
```

Check Point ▶ 波形の特徴

- 左の心電図は**コーブド型**です（次ページ参照）。
- ブルガダ型心電図の特徴は、QRS波の幅が0.12秒以下の不完全右脚ブロック様で、V_1〜V_2（V_3）でST上昇が持続してみられることとされています。
- ブルガダ型心電図の出現に加え、過去に失神をしたことがある、蘇生処置を受けたことがある、家族に突然死した人がいるなどの条件にあてはまる場合は、**ブルガダ症候群**と呼びます。

心電図波形の特徴と種類

ブルガダ型心電図の特徴は、

右脚ブロック様でV₁〜V₂(V₃)でST上昇が認められます。
コーブド型とサドルバック型の2種類があります。

【標準12誘導心電図V₁〜V₆誘導】

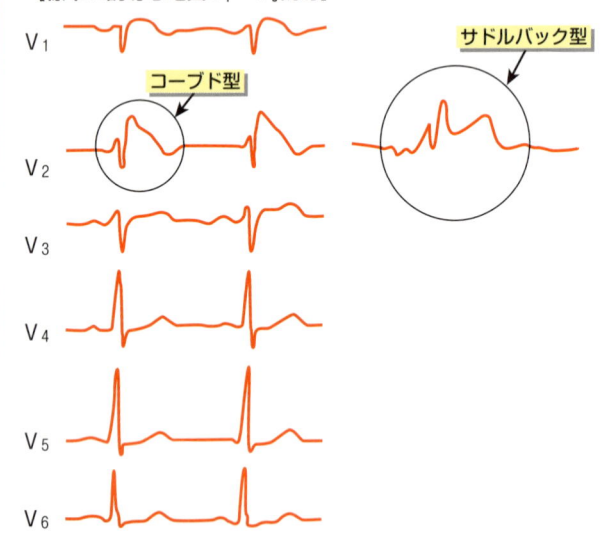

（コーブド型／サドルバック型　V₁〜V₆波形）

- ブルガダ型心電図は、モニター心電図では見つけにくい波形です。標準12誘導心電図を測定すればわかります。
- ST上昇の形として、**コーブド**（coved）（弓を折り曲げたような）型と**サドルバック**（saddle-back）（馬の背のような）型があります。V₂誘導で顕著に認められます。

考えられる原因

- ブルガダ型心電図は、最近の研究では、**遺伝子の異常**（Naチャンネルの遺伝子の欠陥）が原因のひとつとして指摘されています。それだけが原因とはいいきれませんが、患者に、家族で突然亡くなった人がいないか聞くことは重要といえます。
- ブルガダ型心電図がみられる患者の場合、もともと心疾患をもっていなくても突然**心室細動**を起こすおそれがあります（**ブルガダ症候群**）。発作は、若年または中年の男性が就寝時など安静にしているときに起こることが多く、原因不明の突然死の原因のひとつとして注目されています。

ワンポイントアドバイス

- ブルガダ型心電図だからといって、必ずしも心室細動や突然死を起こすとは限りません（**ブルガダ型心電図＝ブルガダ症候群ではありません**）。ただし、一度でも心肺蘇生を受けた患者は、再び発作が起きる可能性があります。
- 標準12誘導心電図をとる際、通常より1つ上の肋間（第3肋間）で胸部誘導をとると、ST上昇の形を判別しやすいです。医師の指示のもと、行いましょう。

緊急度 **A**

頻脈
徐脈

高カリウム血症

ハイパカレミア
hyperkalemia

🩺ドクターコール 緊急　❤️AED

血清K値5.5〜6.5mEq/ℓ

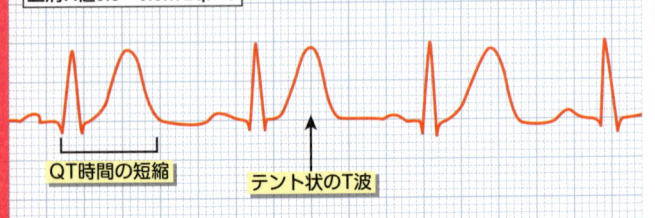

QT時間の短縮　　テント状のT波

※血清K値によって波形は変化する ➡P.160

血清カリウムの値が5.5mEq/ℓ以上になった状態。カリウム値の上昇により波形は変化します。心室細動、心停止をまねきます。

5STEPで見きわめよう

STEP 1 心拍数
（K値の上昇に伴い）
徐脈

STEP 2 患者の状態
（K値の上昇に伴い）
- 意識消失
- けいれん
- 心停止　など

STEP 3 QRS幅
広い
（K値6.5mEq/ℓ以上）

STEP 4 RR間隔
整

STEP 5 PとQRS
K値の上昇に伴い変化

ナースはこう動こう！

最終的に心停止をまねく危険な状態。急変にそなえましょう。

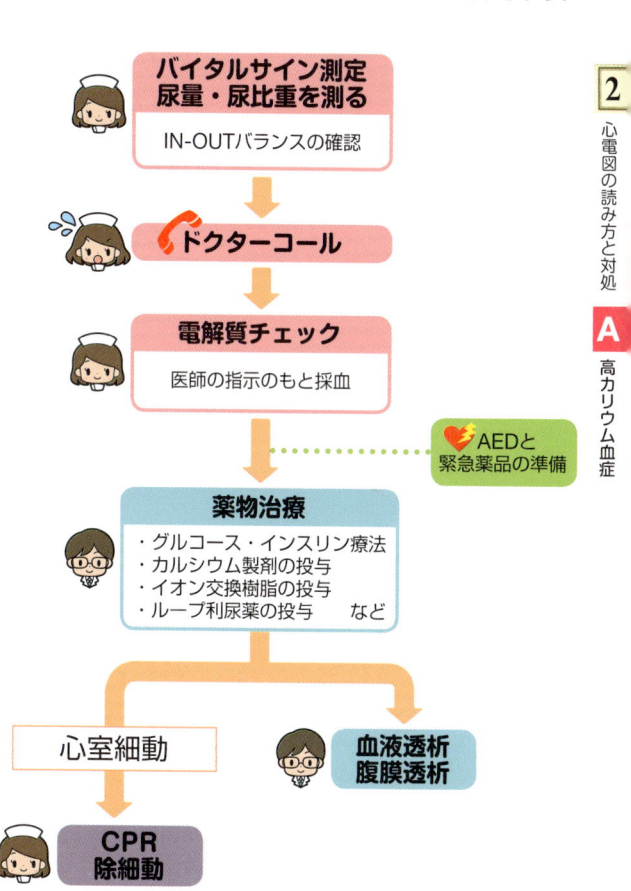

**バイタルサイン測定
尿量・尿比重を測る**

IN-OUTバランスの確認

↓

ドクターコール

↓

電解質チェック

医師の指示のもと採血

······ AEDと緊急薬品の準備

↓

薬物治療

・グルコース・インスリン療法
・カルシウム製剤の投与
・イオン交換樹脂の投与
・ループ利尿薬の投与　など

↓

心室細動 → **CPR 除細動**

**血液透析
腹膜透析**

2 心電図の読み方と対処

A 高カリウム血症

K値の上昇に伴う波形の変化

【血清K値5.5mEq／ℓ以上】

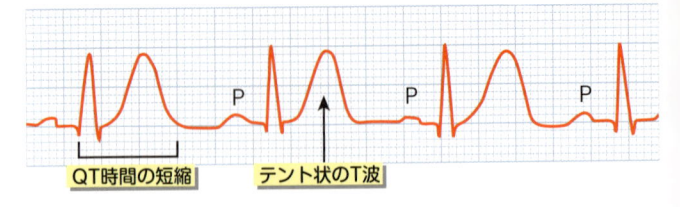

QT時間の短縮 / テント状のT波

【血清K値6.5mEq／ℓ以上】

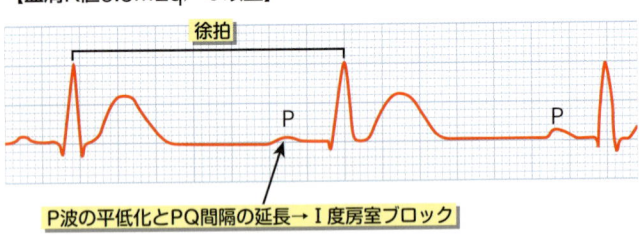

徐拍

P波の平低化とPQ間隔の延長→Ⅰ度房室ブロック

【血清K値9.0mEq／ℓ以上】

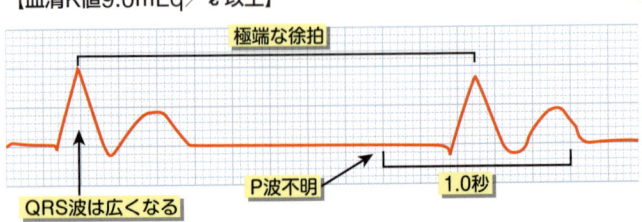

極端な徐拍

QRS波は広くなる / P波不明 / 1.0秒

発生のしくみ

- 刺激伝導系には、異常はありません。
- 正常時にくらべ細胞外のK⁺が増えるため、細胞内のK⁺濃度との差が減少し、**静止電位が浅く**なります。
- 静止電位が浅くなると、細胞膜のNaチャンネルが開きにくくなるため脱分極は遅くなり、Kチャンネルは開きやすくなるため再分極は早まります。

考えられる原因

- **腎不全**が代表的な原因です。腎機能が低下し、カリウムの尿中排泄が行われにくくなるため血中カリウム濃度が上がります。
- その他、**低アルドステロン症**など副腎性によるもの、発熱・外傷・熱傷に伴う組織破壊によるタンパク異化亢進、**アシドーシス**、大量のカリウム剤の投与、体内溶血、輸血などがあります。

ワンポイントアドバイス

- 高カリウム血症は心電図で特徴的な波形を示しますが、心電図だけでは高カリウム血症と確定することはできません。高カリウム血症が疑われる場合は、**必ず血中カリウム濃度を測定し、確認しましょう**。
- 高カリウム血症でみられる不整脈には、**心室頻拍**、**心室細動**などがあり、注意が必要です。
- 心電図変化を見逃さないためには、日頃から患者の電解質をチェックし、注意しておくことが大切です。

緊急度 B

頻脈
徐脈

低カリウム血症

ハイポカレミア
hypokalemia

🔔 ドクターコール 緊急

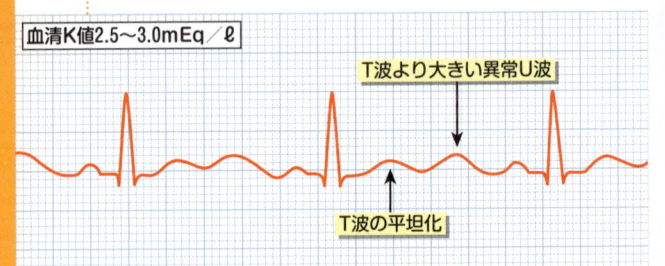

血清K値2.5～3.0mEq/ℓ

T波より大きい異常U波

T波の平坦化

※血清K値によって波形は変化 ➡P.164

血清カリウムの濃度が3.0mEq/ℓ以下になった状態。異常U波の出現が特徴的です。濃度によって波形は変化します。

5STEPで見きわめよう

STEP 1 心拍数
さまざま

STEP 2 患者の状態
- 嘔気・嘔吐
- 腱反射消失
- 脱力感
- 食欲不振　など

3 QRS幅
狭い

4 RR間隔
整

5 PとQRS
K値の低下に伴い変化

ナースはこう動こう！

進行すると危険です。症状確認のうえドクターコールを。

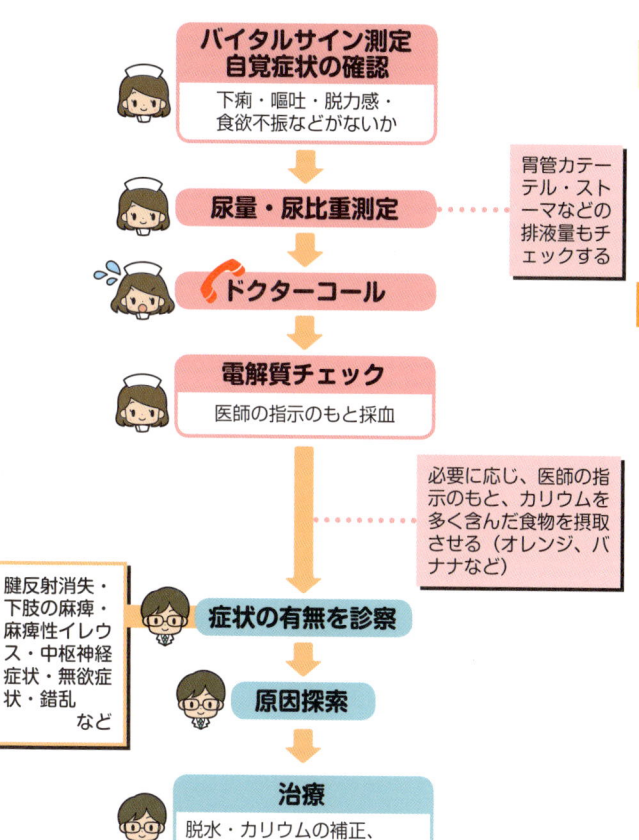

バイタルサイン測定 自覚症状の確認
下痢・嘔吐・脱力感・食欲不振などがないか

↓

尿量・尿比重測定
······ 胃管カテーテル・ストーマなどの排液量もチェックする

↓

ドクターコール

↓

電解質チェック
医師の指示のもと採血

↓

······ 必要に応じ、医師の指示のもと、カリウムを多く含んだ食物を摂取させる（オレンジ、バナナなど）

症状の有無を診察
腱反射消失・下肢の麻痺・麻痺性イレウス・中枢神経症状・無欲症状・錯乱　など

↓

原因探索

↓

治療
脱水・カリウムの補正、基礎疾患の治療継続、精査

K値の違いによる波形の変化

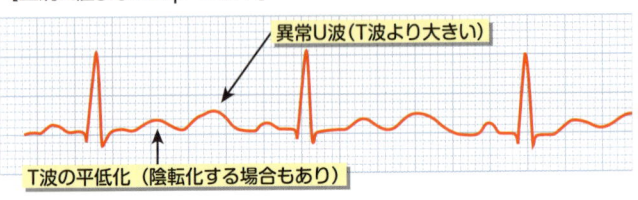

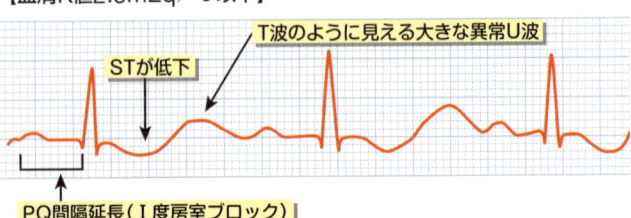

【血清K値3.0mEq／ℓ以下】

異常U波（T波より大きい）

T波の平低化（陰転化する場合もあり）

【血清K値2.5mEq／ℓ以下】

T波のように見える大きな異常U波

STが低下

PQ間隔延長（Ⅰ度房室ブロック）

発生のしくみと特徴

- 低カリウム血症では、正常時にくらべ細胞外のK⁺が少なくなっているため、細胞内のK⁺濃度との勾配が増大し、静止電位が深くなります。興奮するのにより強い電気刺激が必要になり、そのため再分極に時間がかかります。

考えられる原因

さまざまな原因が考えられますが、代表的なものとして、以下のものがあります。

- **腎性低カリウム血症**：カリウム喪失性腎炎
- **ホルモン異常**：クッシング症候群やアルドステロン症
- **体液喪失**：大量の嘔吐や下痢のほか、瘻孔(ろうこう)の創設などで消化液を喪失した場合など
- **利尿薬性**：利尿薬投与による影響。心不全の治療のため利尿薬が使われることがあるため注意が必要
- **体液成分移行**：代謝(たいしゃ)性アルカローシスによる体液の成分移行
- **先天性代謝異常**：家族性周期性四肢麻痺(ししまひ)など

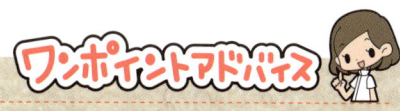

ワンポイントアドバイス

- 低カリウム血症は、大量の嘔吐や下痢でなりやすくなります。心電図だけではなく、原因や血液検査を含めて判断するようにしましょう。
- 低カリウム血症を放置すると、QTが延長して**トルサデポアン** ➡P.74 を生じる危険があります。
- ジギタリスを服用中の患者が低カリウム血症を合併すると**ジギタリス中毒**を起こしやすくなるため注意しましょう。

覚えておこう！標準12誘導心電図のとらえ方

- プラスの電極の位置を目と考え、心臓との位置関係でとらえると理解しやすくなります。aV_R、aV_L、aV_Fはそれぞれ右手、左手、右足が目の位置と考えます。
- aV_R、aV_Lは刺激が遠ざかっていくため波形は下向きになります。

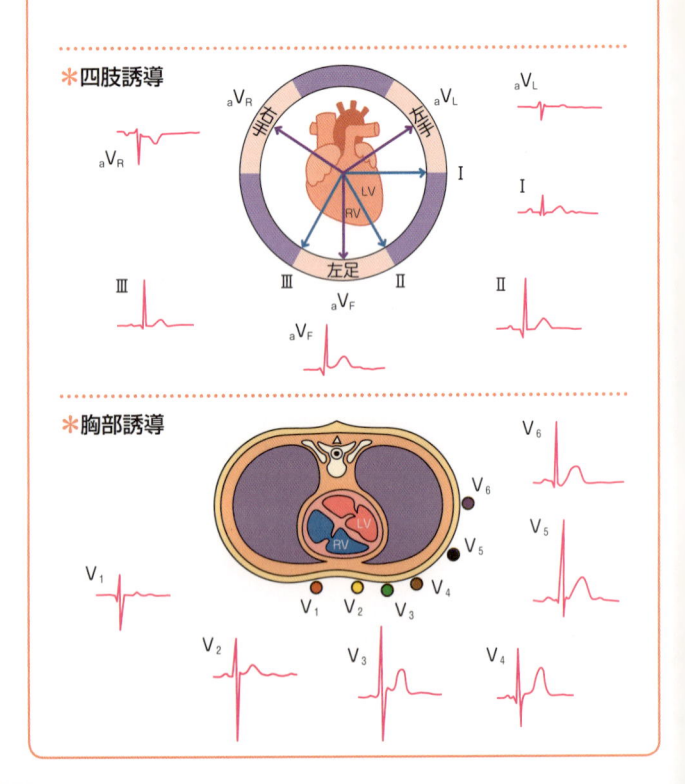

＊四肢誘導

＊胸部誘導

CHAPTER 3

虚血性心疾患・ペースメーカーの心電図

虚血性心疾患の心電図

冠動脈が狭くなり、心筋が虚血に陥る虚血性心疾患。病態や症状、心電図波形の特徴、対処法について理解しましょう。

虚血性心疾患は心筋の虚血による疾患

　心臓を取り囲んでいる冠動脈の内腔が狭くなり、十分な血液が送られなくなると、心筋が虚血や壊死を起こします。このようにして起こる心臓の障害を虚血性心疾患といいます。冠動脈狭窄の原因は、動脈硬化、血栓、スパスム（れん縮）などがあります。

　冠動脈狭窄により心筋が一時的に虚血に陥るものを狭心症といい、冠動脈が閉塞し、心筋が完全に壊死してしまったものを心筋梗塞といいます。

　心電図上では、ST部分に変化が現れるのが特徴です。

　虚血性心疾患が疑われる症状には、次のようなものがあります。
- 2〜3分以上持続する胸部の圧迫感、膨満感、絞扼感、疼痛（急性心筋梗塞では15〜20分以上持続する）
- 両肩、頸部、腕、下あごに広がる胸部不快感
- 背中、肩甲骨付近に広がる胸部不快感
- ふらつき、失神、発汗または悪心を伴う胸部不快感
- 突然の息切れ

虚血性心疾患の心電図

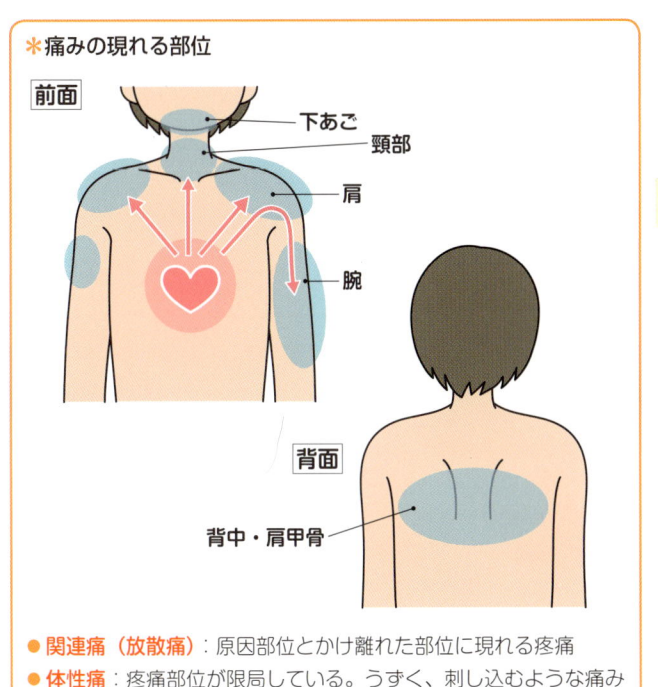

＊痛みの現れる部位

[前面]
- 下あご
- 頸部
- 肩
- 腕

[背面]
- 背中・肩甲骨

- **関連痛（放散痛）**：原因部位とかけ離れた部位に現れる疼痛
- **体性痛**：疼痛部位が限局している。うずく、刺し込むような痛み

　高齢者、糖尿病患者、女性などは**症状が非典型的**で、胸焼けやちくちくするなどの訴えが聞かれるか無症状のこともあります。
　胸痛、胸部不快感の原因にはほかに、大動脈解離、急性肺塞栓症、心タンポナーデ、胸膜炎、緊張性気胸、心因性なども挙げられます。患者に胸痛の症状がみられたときは、さまざまな可能性を考えて対応しましょう。

急性冠症候群（ACS）とは

虚血性心疾患の中でもとくに、**急性心筋梗塞**と**不安定狭心症**を総称して、**ACS（acute coronary syndrome：急性冠症候群）**と呼んでいます。ACSは発症機序にもとづいた分類で、血管内にこびりついたアテローム（粥腫）が破れたり傷ついたりして血栓ができ、その血栓により冠動脈が狭窄または閉塞するものを指します。

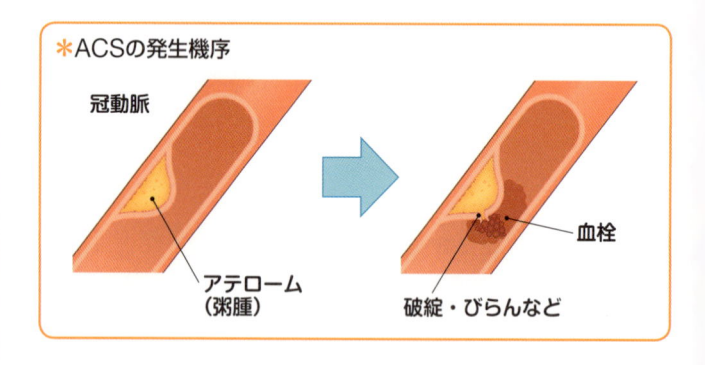

＊ACSの発生機序

冠動脈
アテローム（粥腫）
血栓
破綻・びらんなど

　ACSは**症状が不安定で進行が早く急変しやすい**ため、早期治療が必要です。**心室細動**や**心室頻拍**を引きおこすことも多く、患者の半数は病院到着前に死亡してしまうという報告もあります。
　ACSを疑う患者が救急搬入されたら、ただちにモニターを開始し、気道・呼吸・循環を安定させます。同時に**除細動**と**CPR**の準備を忘れないようにしましょう。酸素投与、静脈路を確保し、禁忌がないことを確認したらアスピリン、ニトログリセリン、必要時はモルヒネを投与します。

＊ACS患者の一般的治療

① 酸素（Oxygen）：4L／分（酸素飽和度＞90％を維持）
② アスピリン（Aspirin）：160～325mg
  禁忌：アスピリンアレルギー、消化管出血
③ ニトログリセリン（Nitroglycerin）：舌下投与（3～5分間隔で3錠まで）、またはスプレー、静注
  適応：収縮期血圧90mmHg以上、または普段の血圧から30mmHg以下の低下で、心拍数50～100回／分
  禁忌：下壁梗塞、右室梗塞、低血圧、徐脈または頻脈、バイアグラなどの使用
④ モルヒネ（Morphine）：ニトログリセリンで疼痛が改善しないときはモルヒネを投与する
  禁忌：ニトログリセリンと同様（低血圧が起きたときは輸液で対処する）

> ニトログリセリンは血圧や脈拍が安定している場合、3～5分ごとに3回まで繰り返してもよいとされています。

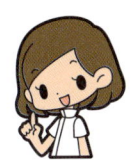

　標準12誘導心電図や身体所見、血液検査の結果により、次の治療計画を立てていきます。ACSは発症から治療までの時間が短ければ短いほど予後がよいとされ、時間管理が非常に重要です。

狭心症は心筋の虚血発作

狭心症は、冠動脈の狭窄やスパスム（れん縮）により**心筋細胞が一過性に虚血に陥る**状態で、**可逆性**の変化です。心筋梗塞は血流が完全に途絶えた状態ですが、狭心症は供給不足ながらも心筋細胞への血流は維持されています。

症状は短時間で発作時のみ

狭心症は、**発作が治まると、症状（胸心痛）も消失**するのが特徴です。運動の開始時や室内から屋外に出たときなど、代謝や体温に変化があったときに胸部症状やめまいが起こりやすく、その他、手足のしびれや肩こりを訴える人もいます。

発作の誘発因子として、喫煙、精神的ストレス、飲酒や運動などが考えられます。

狭心症の種類

狭心症は、発作の起き方や発症機序によっていくつかの分類がされています。

■労作性狭心症

冠動脈の粥状硬化による狭窄が原因で、運動や労働など、心筋酸素需要が増加する**「労作」に伴って症状が出現**します。狭窄部の酸素需要に見合う冠血流がなくなると虚血を生じるため、ある一定の労作以上で症状に再現性があります（ウォーキングでは発作はないがランニングをすると発作が出るなど）。

前胸部絞扼感や圧迫感が3～5分程度持続しますが、症状は硝酸薬（ニトログリセリンなど）ですみやかに消失します。

■安静時狭心症

冠動脈の**スパスム（れん縮）**により、**心筋の酸素需要とは関係なく発作が起きる**もので、狭窄が著しい場合、安静時のわずかな心拍数や血圧の変化で発作が起きることがあります。また、狭窄がなく、睡眠・安静時に限って症状が出現するものもあります。

■異型狭心症

安静時狭心症のうち、心電図上、ST部分の上昇を伴うものがあり、これを異型狭心症といいます。症状は安静時の中でも夜間から早朝に多くみられ、前胸部痛が数分〜15分程度持続します。

労作性狭心症、異型狭心症は経過が比較的緩やかで、慢性冠動脈疾患と呼ばれることもあります。血液検査上、心筋傷害マーカー ➡P.183 の上昇はみられないのが特徴です。

> **＊安定狭心症と不安定狭心症**
>
> 臨床的重症度や予後を考慮した分類です。「不安定狭心症」は、重症または増悪型狭心症で「切迫心筋梗塞」とも呼ばれ、以下の特徴があります。
> - 血栓形成による冠動脈の狭窄が原因
> - 心筋梗塞へ移行するリスクが非常に高い
> - 胸痛は労作時・安静時を問わず、20分程度持続する場合もある
>
> 発作の頻度、強さ、持続時間がだんだん増している場合や一定しない場合などは注意が必要です。危険因子は高齢、男性、喫煙、脂質異常、糖尿病、高血圧など複数あります。
>
> 逆に胸痛の強さ、持続時間、頻度などが安定しているものを「安定狭心症」と呼びます。

狭心症の心電図

狭心症の心電図では、**発作時のみ**ST部分に変化が現れます。狭心症の種類によって波形が異なるので、注意しましょう。

労作性狭心症、**安静時狭心症**では発作時の**ST部分の低下**が特徴で、とくに水平型、下降傾斜型は虚血の疑いが強いといえます。

【ST低下の種類】

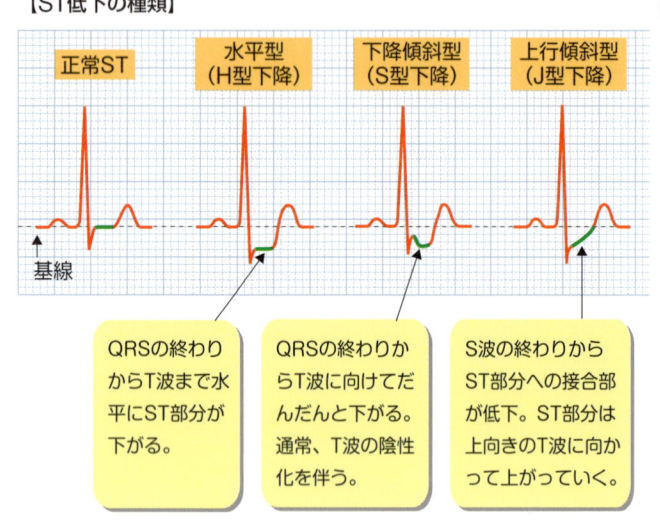

| 正常ST | 水平型
(H型下降) | 下降傾斜型
(S型下降) | 上行傾斜型
(J型下降) |

基線

- QRSの終わりからT波まで水平にST部分が下がる。
- QRSの終わりからT波に向けてだんだんと下がる。通常、T波の陰性化を伴う。
- S波の終わりからST部分への接合部が低下。ST部分は上向きのT波に向かって上がっていく。

異型狭心症は、発作時には著明な**ST部分の上昇**を認め、QRSの終わりからT波のピークまで大きくドーム状に高くなります。ST上昇は心筋梗塞の波形の特徴でもありますが、異型狭心症の場合、発作が治まると心電図変化も消失するため心筋梗塞との区別ができます。不安定狭心症はST低下がみられるため、非ST上昇型ACSとも呼ばれます。

虚血性心疾患の心電図

　下の心電図は、運動負荷（トレッドミル検査）でST低下が誘発されたものです。Ⅰ、aV_L、V_5、V_6でST低下（水平型）がみられます。なお、狭心症の場合は心電図変化と狭窄部位は必ずしも一致しません。

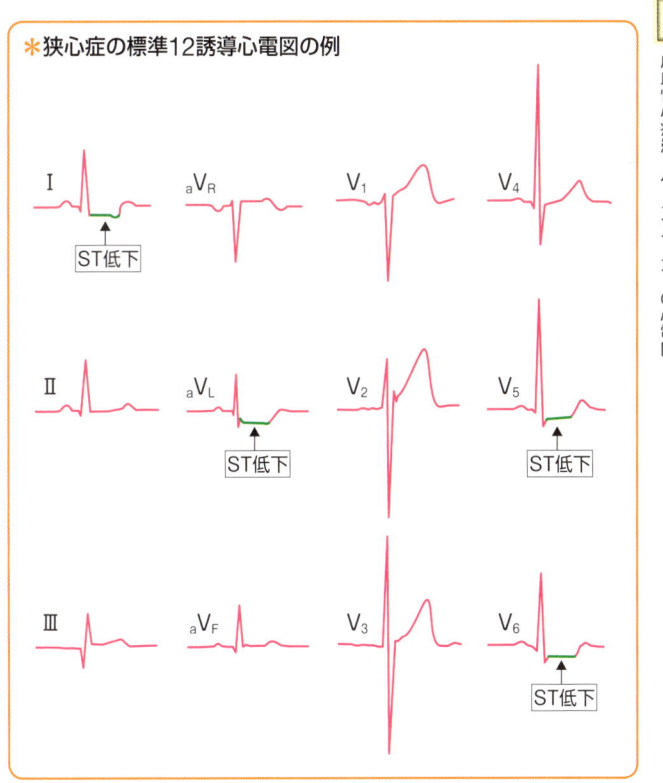

＊狭心症の標準12誘導心電図の例

Ⅰ　ST低下
aV_R
V_1
V_4

Ⅱ
aV_L　ST低下
V_2
V_5　ST低下

Ⅲ
aV_F
V_3
V_6　ST低下

狭心症が疑われる場合は

患者が一過性の胸痛を訴えた場合やモニターでST変化があった場合は、ただちにバイタルサインの確認、標準12誘導心電図のフォローと同時に、ドクターコールをします。標準12誘導心電図でST変化がある場合は狭心症や心筋梗塞の可能性が高いと判断できます。

発作が起きている場合は硝酸薬（ニトログリセリンなど）の投与が最優先されます。非発作時は、発作予防として、硝酸薬、少量アスピリン、β遮断薬、カルシウム拮抗薬などを投与します。

のちに負荷試験などを行います。冠動脈のスパスム（れん縮）による狭心症の場合は、心筋の酸素需要と関係なく発作が起こるため、**ホルター心電図**検査が有用です。

結果に応じて**冠動脈造影（CAG）**、**経皮的冠動脈インターベンション（PCI）**などを行います。その他、外科的手術として**冠動脈バイパス手術（CABG）**を待機的に行うこともあります。

＊急性心筋梗塞への移行を防ぐ

- **狭心症の治療は急性心筋梗塞、突然死への移行を阻止することが目的**です。症状がすぐ消失したり軽微だったりしても、心筋梗塞移行のリスクがあるため、胸痛の発生様式に注意し、症状やバイタルサインの変化を追う必要があります。
- また、狭心症は必ずしもST変化と自覚症状の両方があるとは限りません。心電図上ST変化がなくても、自覚症状や理学所見がある場合や、血液検査で白血球、心筋傷害マーカーが陽性の場合は、入院のうえ経時的な観察と集中治療が必要です。

心筋梗塞は冠動脈閉塞による心筋の壊死

　心筋梗塞は冠動脈の完全（または、ほぼ完全）な閉塞によって心筋の一部が壊死を起こす状態をいいます。狭心症は心筋が虚血に留まるのに対し、心筋梗塞は心筋が壊死にまで至ります。壊死した心筋は不可逆性で元に戻ることはありません。そのため、発作が治まっても機能障害が続くことになり、狭心症に比べるとより重症な病態といえます。

症状は強い胸痛が長時間続く

　心筋梗塞では胸痛発作などの症状が強く現れ、15～20分以上続きます。胸痛はときに死の不安や恐怖を伴うほど強いものになります。また、合併症として不整脈（心室期外収縮、心室頻拍、心室細動、房室ブロックなど）、心不全、心原性ショックなどを引きおこすこともあり、これにより、しばしば生命を左右する状態になりえます。

　診断は、臨床症状と標準12誘導心電図、血液検査によって行われます。

心電図は時間経過により変化

　心筋梗塞の心電図で特徴的なのは、①ST上昇（心筋の障害）、②異常Q波（心筋の壊死）、③冠性T波（心筋の虚血）です。心筋梗塞の心電図は、時間経過によって変化しますが、梗塞を起こした中心部分では、ST上昇、異常Q波、冠性T波のすべてが確認されます。ST上昇と冠性T波は時間経過により改善しますが、異常Q波だけは元に戻らず残ります ➡P.178。

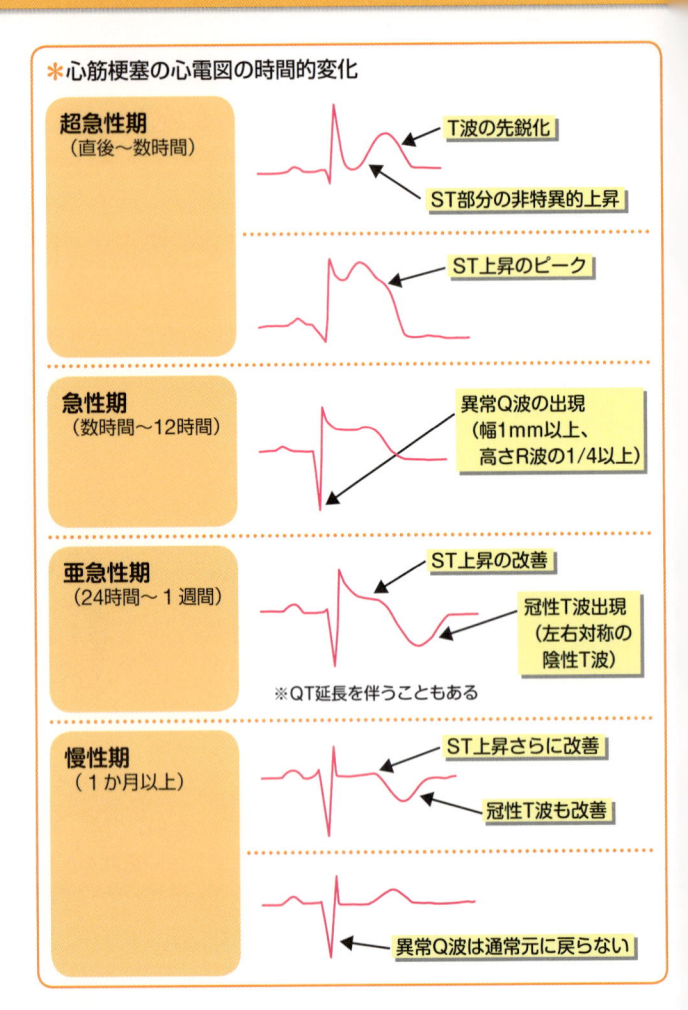

＊心筋梗塞の心電図の時間的変化

超急性期
（直後〜数時間）

- T波の先鋭化
- ST部分の非特異的上昇

- ST上昇のピーク

急性期
（数時間〜12時間）

- 異常Q波の出現
  （幅1mm以上、高さR波の1/4以上）

亜急性期
（24時間〜1週間）

- ST上昇の改善
- 冠性T波出現
  （左右対称の陰性T波）

※QT延長を伴うこともある

慢性期
（1か月以上）

- ST上昇さらに改善
- 冠性T波も改善

- 異常Q波は通常元に戻らない

虚血性心疾患の心電図

冠動脈の支配領域を知ろう

　第1章で説明したように、冠動脈は**左冠動脈（LCA）**と**右冠動脈（RCA）**からなり、心筋細胞に血液や栄養を送っています。左冠動脈は**左冠動脈主幹部（LMT）**から**左前下行枝（LAD）**と**左回旋枝（LCX）**に分岐し、**左前下行枝は主に左室前壁と心室中隔の前3分の2、左回旋枝は主に左室側壁を栄養しています。右冠動脈は主に左室後壁と下壁を栄養しています。**冠動脈の分布と支配領域を下図に示します。

　冠動脈は心臓の外側にはりめぐらされているため、冠動脈が閉塞すると、栄養が届かなくなった心室内側の心筋から壊死が始まり、心室外側へと広がっていきます。

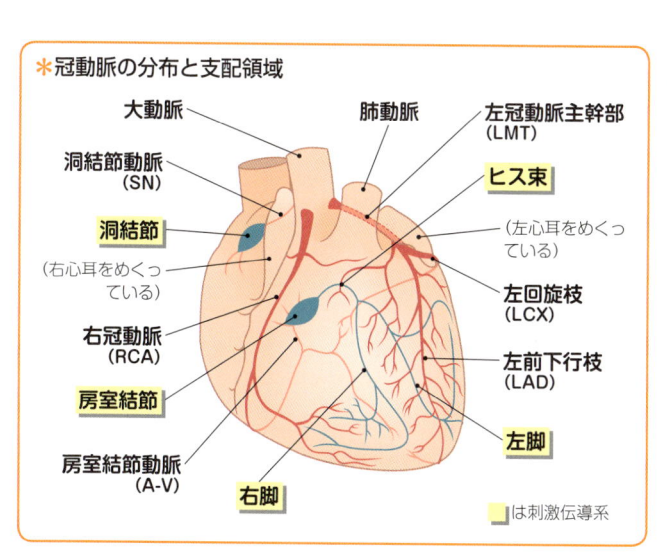

＊冠動脈の分布と支配領域

- 大動脈
- 肺動脈
- 左冠動脈主幹部（LMT）
- 洞結節動脈（SN）
- ヒス束
- 洞結節
- （左心耳をめくっている）
- （右心耳をめくっている）
- 左回旋枝（LCX）
- 右冠動脈（RCA）
- 左前下行枝（LAD）
- 房室結節
- 左脚
- 房室結節動脈（A-V）
- 右脚

■は刺激伝導系

梗塞部位と心電図

下の表は、標準12誘導心電図で心電図変化の現れる誘導と梗塞部位の関係を示したものです。**異常Q波のみられる誘導から、おおよその梗塞部位を推定すること**ができます（ただし、後壁梗塞など異常Q波がみられない場合もあることに留意しましょう）。

たとえば、V₁～V₄でST上昇、異常Q波、冠性T波がみられ、それ以外の誘導ではとくに該当する異常がみられない場合、表に照らし合わせ、前壁中隔で梗塞が起きているのではないかと推測できるという具合です。

モニター心電図は基本的にⅡ誘導なので、前壁・側壁梗塞の心電図変化はとらえにくいということがわかるでしょう。ですから、モニター心電図に異常がなくとも、胸部症状があったら必ず標準12誘導心電図をとって心電図変化を確認することが重要なのです。

【梗塞部位と心電図変化の関係】

梗塞部位	I	II	III	aV$_R$	aV$_L$	aV$_F$	V$_1$	V$_2$	V$_3$	V$_4$
前壁								+	+	+
前壁中隔							+	+	+	+
広範囲前壁	+				+			+	+	+
側壁	+				+					
下壁		+	+			+				
後壁								(+)	(+)	
右室		+	+			+	+			
心尖部						+				+

虚血性心疾患の心電図

■右室梗塞の合併

右室は単独では梗塞を起こしにくいとされていますが、**後下壁梗塞は約30％の頻度で右室梗塞を合併**します。右室の血流は左室下壁と同様に右冠動脈から分岐しているためです。

右室梗塞では、心拍出量が低下しショックを起こすことがある、肺うっ血を認めない、徐脈や完全房室ブロックを合併することが多い、といった症状の特徴があります。

右室梗塞の標準12誘導心電図は、V_1とV_{3R}〜V_{6R}（右側胸部誘導）でST上昇を認めます。とくにV_{4R}で1mm以上のST上昇が有用な診断につながります。標準12誘導心電図でⅡ、Ⅲ、aV_FのST上昇を認める場合（下壁梗塞を疑う場合）には、合わせて右側胸部誘導（V_{3R}、V_{4R}）を確認する必要があります。

次のページには下壁梗塞から右壁梗塞を発見した心電図の例を掲載しています。

V_5	V_6	V_{3R}	V_{4R}	責任病変
				LAD
				LAD
+	+			LAD
+	+			LCX(LAD)
				RCA(LCX)
				LCX
		+	+	RCA
+	+			LAD

＋：ST上昇、異常Q波、冠性T波がみられる
(＋)：異常Q波はみられず、R波が増高する

LAD：左前下行枝
LCX：左回旋枝
RCA：右冠動脈

＊下壁梗塞から右壁梗塞を発見しよう

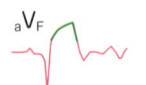

- Ⅱ、Ⅲ、aV_Fの異常Q波、ST上昇
- Ⅰ、aV_L、aV_RのST低下
- V_{2-3}のT波増高
- V_{4-6}のST上昇

下壁梗塞の疑い ➡ 右側胸部誘導心電図をとる

＊右側胸部誘導心電図

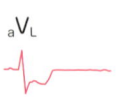

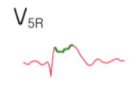

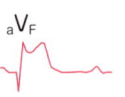

- V_1、V_2、V_{3R-6R}でST上昇
  (とくにV_{4R}のST上昇は重要) ➡ **右室梗塞である**

血液検査による診断

心筋梗塞の検査で、非常に有効なのが**血液検査**です。急性期には、壊死した心筋から**心筋逸脱酵素**（CK、CK-MB、AST、LDHなど。心筋傷害マーカーともいう）が流出し、血液中の数値が上昇します。CK（クレアチンキナーゼ）は筋肉の収縮の際のエネルギー代謝に必要な酵素で、BB（脳）、MB（心筋）、MM（骨格筋）の3つの酵素がありますが、中でも**CK-MB**は心筋特有の酵素で、心筋梗塞診断の重要な指標になります。

下の表に示したように、どの血清酵素も数値の上昇には発症後数時間かかるため、血液検査時にこれらの数値に異常がなくても心筋梗塞を完全に否定することはできません。時間をおいて再度検査を行い、心電図所見や理学所見を総合的に判断することが大切です。

【心筋梗塞の血液検査・血液生化学検査】

	WBC	CK-MB	ミオグロビン	CK
上昇	2-3時	2-3時	2-3時	3-4時
正常化	7日	3-7日	7-10日	3-7日

	トロポニンT	AST	LDH	CRP	赤沈
上昇	3-4時	6-12時	12-24時	1-3日	2-3日
正常化	14-21日	3-7日	8-14日	21日	5-6週

赤字は臨床上よくみられるもの

閉塞した冠動脈を再び広げる再灌流療法

壊死した心筋細胞は再生されないので、ダメージを最小にすることが重要です。心電図上ST上昇のある患者は、できるだけ早期に**再灌流療法**の評価を行います。再灌流とは閉塞した血管を再び開通させるもので、線溶薬で血栓を溶かす**血栓溶解療法**や、カテーテルを挿入して閉塞部位でバルーンを膨らませ血管を広げる**経皮的冠動脈インターベンション（PCI）**などがあります。

再灌流の実施は早いほうがよく、発症後6時間以内がゴールデンタイムとされています。これを過ぎても12時間以内であれば再灌流による効果があるといわれています。AHA（アメリカ心臓協会）では病院到着後30分以内に線溶薬投与、90分以内にPCI実施を目標としています。

また、PCIが不成功、またはPCIや血栓溶解療法が適応にならない場合、**CABG（冠動脈バイパス術）**を行うこともあります。左冠動脈病変や多枝病変ではPCIは禁忌とされています。

■**治療中・治療後の看護**

高血圧、**低血圧**、**頻脈**、**徐脈**など、通常の状態から逸脱したバ

＊経皮的冠動脈インターベンション（PCI）

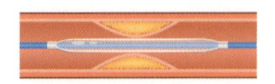

冠動脈の狭窄部位にバルーンをつけたカテーテルを挿入 → バルーンをふくらませ抜去すると血管が拡張する

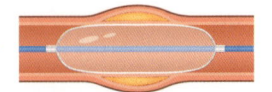

イタルサインは心筋の酸素消費量を増加させ、心筋虚血を助長し、梗塞の拡大につながります。また、**疼痛**や不安なども交感神経の緊張から血圧を上昇させてしまいます。これらのことを踏まえ、疼痛の程度の把握や**疼痛コントロール**に努めましょう。

　血栓溶解療法後には出血傾向をきたすことがあるため、意識レベルや麻痺の出現、穿刺部の出血や血尿に注意します。PCI後には拡張した部分の閉塞が急激に起きたり、血栓が形成されたりするリスクがあるため、胸痛や心電図変化は常に観察しておきます。

　治療後は絶対安静となりますが、それに伴う腰痛や不眠、再発作への不安を訴える患者も多く、ゆっくりと心身を落ち着かせられる環境を提供する、治療後の離床や安静度拡大について具体的な情報を提供するなどの看護も重要になります。

心筋梗塞を疑う場合は

　胸痛を訴える患者に対しては、できるだけ早く、**10分以内に標準12誘導心電図を記録**しましょう。ドクターコールをして指示を仰ぎ、**酸素・アスピリン・ニトログリセリン・モルヒネ**を投与します ➡P.171。不整脈や急変にそなえAEDや救急カートも準備しましょう。

　狭心症も心筋梗塞も、初期治療はほぼ同じです。狭心症は急性心筋梗塞への移行予防を目標とするのに対し、心筋梗塞は心筋細胞のダメージを最小にすることが治療の目的となります。急性心筋梗塞では状態の安定化とともに、**できるだけ早く治療方針を決定し、再灌流につなげる**ことが重要です。刻々と変化する患者の状況を予測し、即時・即応性をもって対応しましょう。

ペースメーカーの心電図

ペースメーカーの種類や機能について知り、ペースメーカー心電図とその異常、対処方法を理解しましょう。

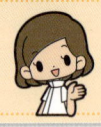

ペースメーカーとは

洞不全症候群や**房室ブロック**などがある患者に対し、**ペースメーカー**を使用する治療方法があります。ペースメーカーは、心臓の刺激発生を感知し、不十分な場合には必要な刺激を起こすことで、心臓が正常な収縮活動を維持できるようにする機器です。

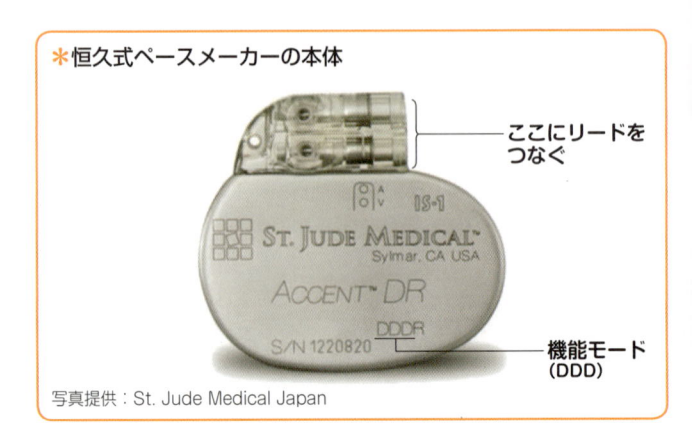

＊恒久式ペースメーカーの本体

- ここにリードをつなぐ
- 機能モード (DDD)

写真提供：St. Jude Medical Japan

ペースメーカーは、**本体**と、心臓の電気信号を感知したり刺激を伝えたりするための導線（**リード**）で構成されています。リードと本体をすべて体内に植え込むものを**恒久式（永久）ペースメーカー**といい、本体は体外にありリードのみを体内に挿入するものを**体外式ペースメーカー**といいます。ペースメーカーの種類について詳しく説明します。

■恒久式（永久）ペースメーカー

患者の前胸部皮下に本体を植え込み、リードを右心房や右心室に挿入します。ペーシングをずっと続ける必要のある患者に対して行います。

本体の電池交換の目安は、5〜10年といわれています。電池交換の必要性は定期点検（2か月に1回程度）でチェックし、交換が必要な場合は、電池交換術を受ける必要があります。

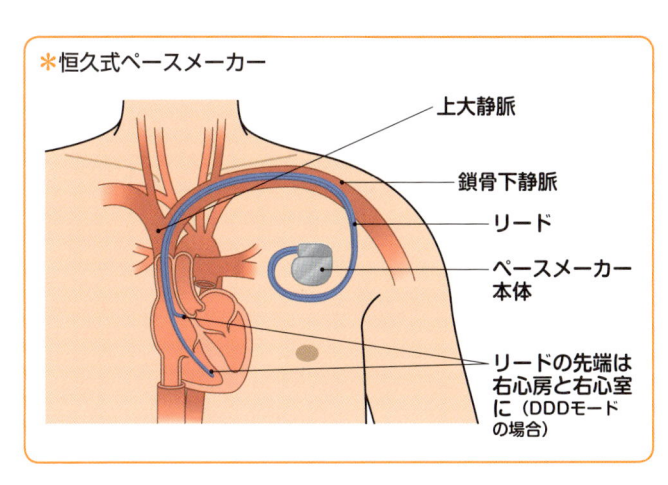

＊恒久式ペースメーカー

- 上大静脈
- 鎖骨下静脈
- リード
- ペースメーカー本体
- リードの先端は右心房と右心室に（DDDモードの場合）

■**体外式ペースメーカー**

　一時的にペーシングが必要となる場合やアダムス・ストークス症候群が起きたときなどの緊急時に行われます。**リードのみを心臓内に挿入し、本体は体外に設置**します。心拍数や感度の設定は、体外にある本体で行います。バイタルサイン測定時や勤務交代時などは、設定の確認が必要不可欠です。また、患者が安静を保持できない場合など、リードが抜けかかる事故が起こることもあり、患者への安静の説明と挿入部の適切な固定も管理上重要です。

■**経皮的ペーシング**

　一時的にペーシングが必要な場合、体外式ペースメーカー挿入前の緊急時などに行います。**除細動で使用するパッドを患者の胸部に貼り、電気刺激を行いペーシングします**。経皮的に電気刺激を送るため、患者の体格や体型に関連してパッドの装着ミスや不十分なペースメーカーの出力によりうまくペーシングできないこともあり注意が必要です。胸の痛みを伴うため患者の苦痛に対するケアが必要です。

ペースメーカーの機能モード

　ペースメーカーには、センシングとペーシングの2つの機能があります。これらの機能が組み合わさって、的確なタイミングで刺激を与えることができるのです。

- **センシング：心臓から電気刺激が発生しているかどうかを感知する**機能
- **ペーシング：心臓から電気刺激が発生していない場合に、ペースメーカー自体が電気刺激を発生させて心臓を刺激する**機能

ペースメーカーの**機能モード**はICHDコードで、アルファベッ

ト3文字の組合せで表現されています。臨床ではAAIモード、VVIモード、DDDモードがよくみられます。

＊ペースメーカーの機能モード

1文字目	ペーシング部位	A：心房（Atrium）
2文字目	センシング部位	V：心室（Ventricle）
		D：心房と心室（Dual）
3文字目	反応様式	I：抑制型（Inhibit）
		T：同期型（Trigger）
		D：抑制型と同期型の両方（Double）

- 反応様式I（抑制型）：患者自身のP波が出現したとき、ペースメーカーの電気刺激発生は抑制される
- 反応様式T（同期型）：心房での刺激を感知したら、ペースメーカーが時間差をおいて心室で電気刺激を起こす
- 反応様式D（抑制型と同期型）：抑制と同期の両方を行う

例）

AAIモード
→ 1文字目：ペーシング部位→心房（A）
→ 2文字目：センシング部位→心房（A）
→ 3文字目：反応様式→抑制型（I）

ペースメーカーの心電図波形

　ペースメーカーの心電図では、波形の中にペースメーカーが起こすペーシングの刺激が現れます。これを**スパイク**と呼びます。次ページからは、モードごとにペースメーカー心電図の特徴を説明します。特徴をしっかりつかんでおきましょう。

■心房ペーシング（AAIモード）

　心房ペーシングでは、心房にリードを入れ、センシングやペーシングを行います。洞不全症候群の適応です。

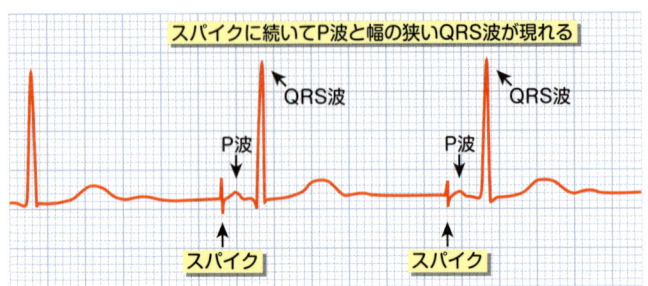

スパイクに続いてP波と幅の狭いQRS波が現れる

　洞結節が必要な刺激を発生しないため、ペースメーカーが代わりに心房に刺激を与えます。刺激は**房室結節から刺激伝導系を通って心室を興奮させる**ので、スパイクのあとに続くのはP波と幅の狭いQRS波になります。

＊心房ペーシングのしくみ

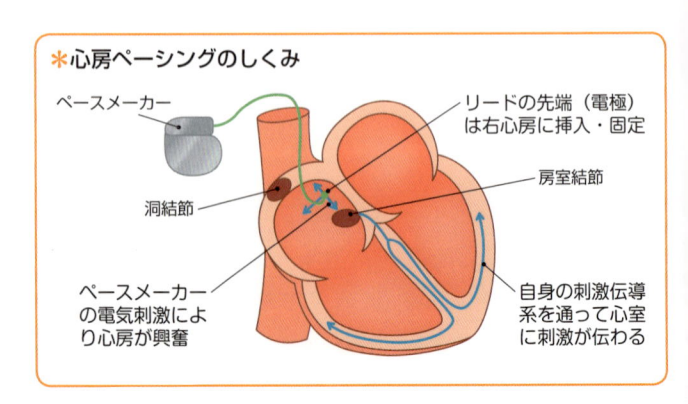

- ペースメーカー
- リードの先端（電極）は右心房に挿入・固定
- 洞結節
- 房室結節
- ペースメーカーの電気刺激により心房が興奮
- 自身の刺激伝導系を通って心室に刺激が伝わる

■心室ペーシング（VVIモード）

心室ペーシングでは、心室にリードを入れ、センシングやペーシングを行います。房室ブロックの適応です。

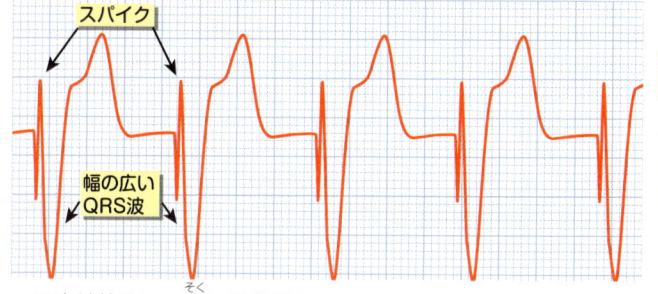

（心電図：スパイク、幅の広いQRS波）

房室結節やヒス束に異常があり、心房の興奮が心室に伝わらない状態のため、心室を直接ペーシングします。刺激伝導系を介さず、幅広のQRS波になります。心房と心室の興奮が別々に起こるため、血圧低下などを起こす場合もあります。

＊心室ペーシングのしくみ

- ペースメーカー
- 洞結節
- 房室結節
- リードの先端（電極）は右心室の心尖部近くに挿入・固定
- ペースメーカーの刺激は心室のみに伝わる

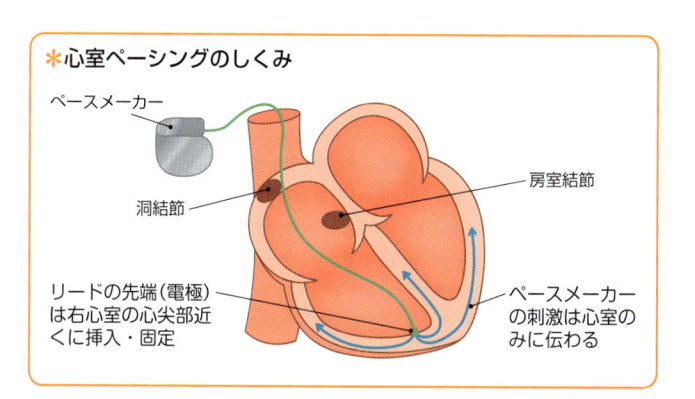

■心房心室ペーシング（DDDモード）

　心房心室ペーシングでは、心房と心室にリードを入れ、センシングやペーシングを行います。房室ブロックの適応です。

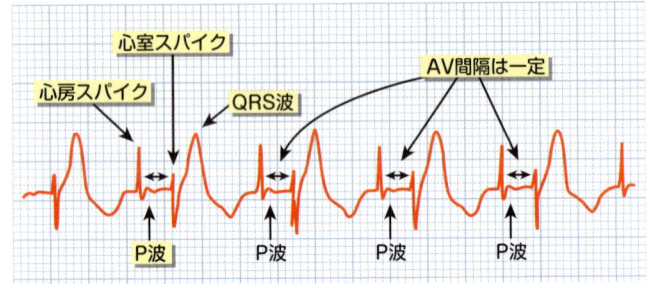

（心電図：心房スパイク、心室スパイク、QRS波、AV間隔は一定、P波）

　房室結節やヒス束に異常があり心房の興奮が心室に伝わらない状態です。心房と心室それぞれを適切なタイミングで刺激することによって、自然な心臓興奮の状態に近づけることができます。心室の興奮は幅広のQRS波として現れます。

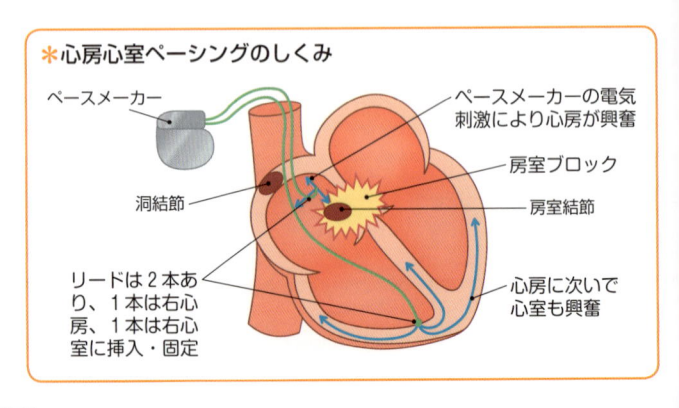

＊心房心室ペーシングのしくみ

- ペースメーカー
- ペースメーカーの電気刺激により心房が興奮
- 洞結節
- 房室ブロック
- 房室結節
- リードは2本あり、1本は右心房、1本は右心室に挿入・固定
- 心房に次いで心室も興奮

ペースメーカー心電図の異常

ペースメーカーの異常は、大きく3種類に分けられます。

■ペーシング不全

スパイクのあとに出るはずのP波やQRS波がみられなくなった状態です。

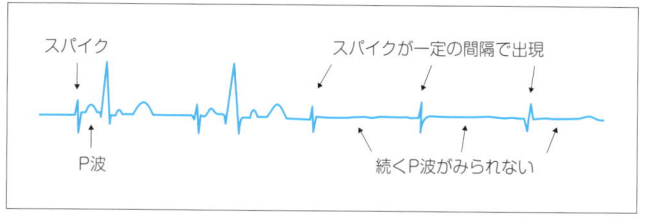

スパイク
P波
スパイクが一定の間隔で出現
続くP波がみられない

考えられる原因：ペースメーカーの刺激出力が弱い。リードのトラブルなど

■アンダーセンシング

本人の自己心拍があるのにもかかわらず、それを感知せず必要のないところにスパイクが出現します。R on T現象で心室頻拍が起こることも。

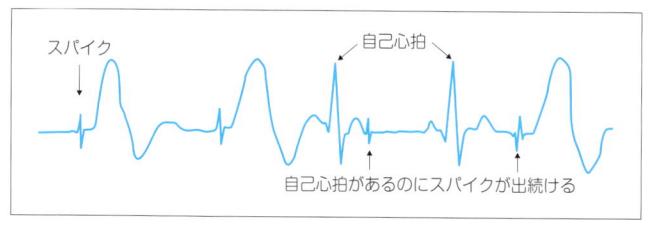

スパイク
自己心拍
自己心拍があるのにスパイクが出続ける

考えられる原因：自己P波、QRS波に対する感度が弱く、感知できていない

■ **オーバーセンシング**

本来必要な位置にスパイクが出ない状態です。

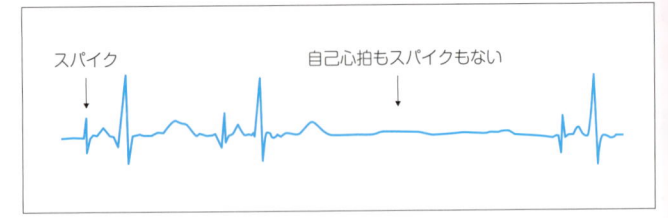

スパイク　　　　　　　　自己心拍もスパイクもない

考えられる原因：ノイズや筋電図など、自己P波やQRS波以外の信号まで感知してしまいペーシングが行われていない

異常が現れたら？

　ペースメーカー患者をモニター心電図で観察するときは、設定どおりスパイクが出ているか、スパイクに続くP波やQ波が出ているか、をチェックするようにします。エラー波形を発見したときは、以下のように対処しましょう。

①すぐに患者の状態（めまい、気分不快などがないか）を確認し、ドクターコールします。

②患者の自己心拍が出現せず、意識消失などの状態にあるときは、ただちに心肺蘇生を実施する必要があります。

③患者の状態が落ち着いている場合は、原因を探索します。胸部X線でリード線の断線や外れがないかを確認、ペースメーカー機能や感度のチェックなどを行い、対応を検討します。

CHAPTER 4

急変対応

一次救命処置(BLS)の手順

BLS手順はAHA(アメリカ心臓協会)のガイドラインで5年ごとに改訂されます。最新のガイドラインに沿った手順を確認しておきましょう。

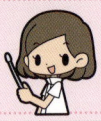

ガイドライン2010に則ったBLS手順:成人の場合

目の前で患者が突然倒れた!意識のない人を発見した!場合

①両肩をたたいて**反応の有無**を確認する。同時に、**呼吸**(または正常な呼吸)をしているかどうかを確認する

②意識・呼吸がなければ**応援を要請**し、**救急コール**と**AED**を依頼する

③頸動脈を触知し**脈拍の有無**を確認する(脈拍の確認に10秒以上かけてはならない)

④**胸骨圧迫**の開始

- 手の位置:**胸骨の中央、下半分**に自分の手の付け根を置く
- 圧迫のテンポ:**少なくとも100回/分**
- 圧迫の深さ:**少なくとも5cm**
- 圧迫を行うたびに**胸壁を完全に戻す**
- 連続30回の圧迫を行う

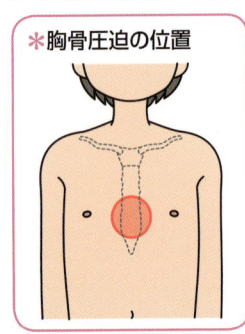

＊胸骨圧迫の位置

⑤**人工呼吸**
- 気道の確保：頭部後屈、あご先挙上で空気の通り道をつくる
- 1人の場合はポケットマスク、2人以上の医療従事者がいればBVM（バッグバルブマスク）を使用
- 1回の補助呼吸は1秒で胸の上がりを確認する
- 2回の補助呼吸を行う

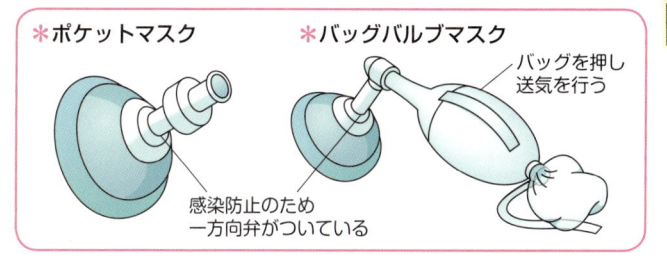

＊**ポケットマスク**
感染防止のため一方向弁がついている

＊**バッグバルブマスク**
バッグを押し送気を行う

⑥**胸骨圧迫：人工呼吸＝30：2**の割合でAEDが到着するまで継続する

⑦**AED**が到着したら
- AEDの電源を入れる
- **パッドを右の鎖骨の下、左胸部脇**に貼る
- 解析のアナウンスがあれば胸骨圧迫を中断する
- ショックの必要があればショックボタンを押す（傷病者に誰も触れないよう大声で指示する）
- ショックを実行したらすぐに胸骨圧迫を開始する

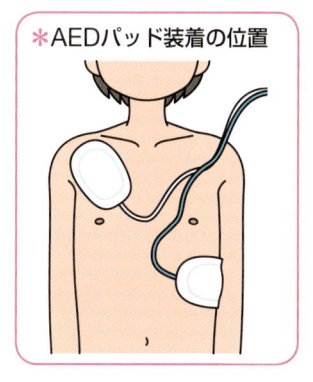

＊**AEDパッド装着の位置**

一次救命処置（BLS）の手順

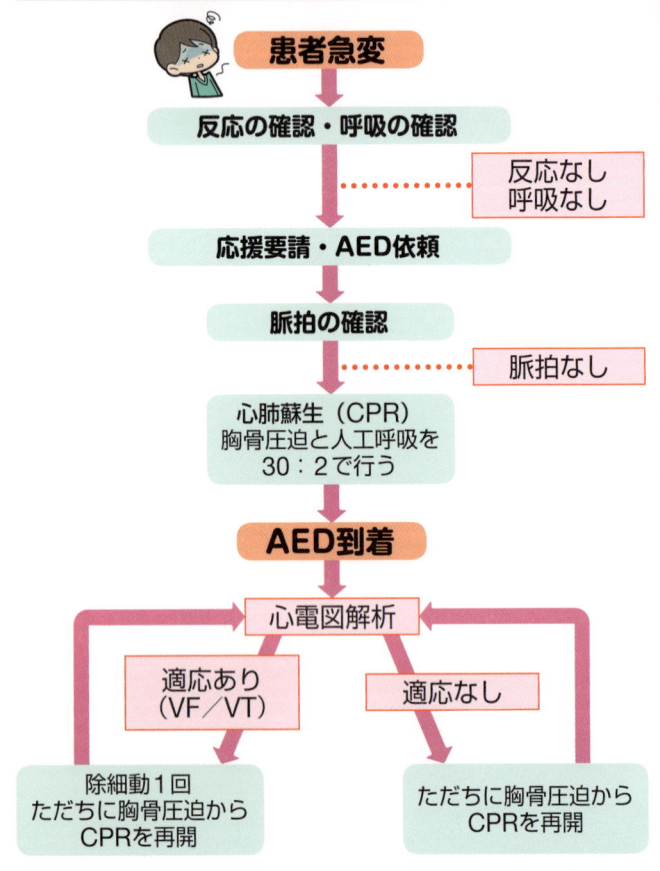

患者急変

↓

反応の確認・呼吸の確認

……… 反応なし
呼吸なし

↓

応援要請・AED依頼

↓

脈拍の確認

……… 脈拍なし

↓

心肺蘇生（CPR）
胸骨圧迫と人工呼吸を
30：2で行う

↓

AED到着

↓

心電図解析

├─ 適応あり（VF／VT） → 除細動1回 ただちに胸骨圧迫からCPRを再開
└─ 適応なし → ただちに胸骨圧迫からCPRを再開

（「AHA心肺蘇生と救急心血管治療のためのガイドライン2010」を元に作成）

心停止以外の患者急変時の対応

患者が心停止の場合はBLSを実施します。しかし、心停止に至る前の状態で発見し適切な初期対応を行うことで、心停止を免れることができます。

急変時の初期対応

急変患者の60〜70％は6〜8時間前になんらかの急変の兆候があるといわれています。患者急変時、医師が到着するまでに看護師ができる初期対応について紹介します。

1．迅速評価

まず、患者と初めて接した最初の数秒間（5〜15秒以内）で、呼吸・循環・外見（意識）の観察をします。

- 患者の呼吸（呼吸運動、呼吸に伴う異常音など）
- 末梢循環の状態（皮膚の蒼白、チアノーゼ、冷汗、冷感など）
- 外見・意識状態（苦悶表情、反応が悪い、ぐったりしているなど）

ここで異常があれば、生命の危機につながる兆候と考えすぐに応援を要請しましょう。

2．一次評価（Primary survey）

①迅速評価で初期対応をしつつ、次のステップとして一次評価をします。一次評価とは、簡単な器具や触診・聴診などによって

すばやく行う評価です。**バイタルサインの測定、意識レベルの評価、モニター上の不整脈の有無**、などを見ます。評価の手順としては、A（気道）→B（呼吸）→C（循環）→D（中枢神経）→E（体温）の順で見ていきます。

【一次評価の流れと内容】

A：気道	気道の閉塞はないか、気道狭窄を思わせる異常音の有無など
B：呼吸	呼吸数、呼吸音、呼吸様式、パルスオキシメータなど
C：循環	血圧、脈拍数、心電図モニター上の脈拍リズム、時間尿量など
D：中枢神経	JCS（ジャパン・コーマ・スケール）、GCS（グラスゴー・コーマ・スケール）による意識レベルの評価、瞳孔など
E：体温、脱衣と外表	体温、保温、外表の観察など

②迅速評価・一次評価で異常があればそのつど対応していきます。

＊初期対応の例

- 呼吸の異常に対して：酸素投与、BVMの準備など
- 循環の異常に対して：輸液の準備、標準12誘導心電図、AED・モニターの準備など
- 外見・意識の異常に対して：安静、安楽体位の保持など

いずれの場合も急変予測をして救急カート、モニターの準備は必要でしょう。

■意識レベルの評価方法

意識状態を評価する方法として、JCS(ジャパン・コーマ・スケール)がよく使用されますので、覚えておきましょう。

＊JCS(ジャパン・コーマ・スケール、3-3-9度方式)

Ⅰ．**覚醒している**(1桁の点数で表現)
   1　見当識は保たれているが意識清明ではない
   2　見当識障害がある(時・人・場所がわからない)
   3　自分の名前・生年月日が言えない

Ⅱ．**刺激に応じて一時的に覚醒する**(2桁の点数で表現)
   10　普通の呼びかけで開眼する
   20　大声で呼びかけたり、強く揺するなどで開眼する
   30　痛み刺激を加えつつ、呼びかけを続けるとかろうじて開眼する

Ⅲ．**刺激しても覚醒しない**(3桁の点数で表現)
   100　痛み刺激に対して払いのけるなどの動作をする
   200　痛み刺激で手足を動かしたり、顔をしかめたりする
   300　痛み刺激に対しまったく反応しない

● 付加情報として、下記の状態が認められる場合は付記する
　不穏状態:R　失禁:I　無動性無言・自発性喪失:A

評価内容は、「JCS Ⅱ-20」のように表現します。

このほか、評価方法にGCS(グラスゴー・コーマ・スケール)もあります。これは、開眼、言語反応、運動機能の3分野から意識状態を評価し、3分野の合計で意識状態を評価するものです。

③リーダーナース、および医師への報告をします。

　急変予測をして初期対応をしながら、リーダーナースや医師へ報告をしていきます。簡潔明瞭に報告する方法として、SBAR（エスバー）があります。

【SBARの報告手順】

ポイント	具体例
Situation：**患者の状態** ＊まず患者の状態を包括した症状や所見をいう。結論から!!	○○病棟の○○です。 □号室の△△さんが胸痛を訴えています。
Background：**臨床経過** ＊患者の訴えやバイタルサイン、フィジカルアセスメントで得た身体所見を報告する。	狭心症で入院中で、先ほどトイレに行ったあとから胸痛を訴え、現在血圧が80／40mmHg、HRが170回／分でモニター上リズム不整があります。QRS幅は狭いです。
Assessment：**状況評価の結論** ＊観察項目から主観的に導くもので「正解」ではない。	狭心症の発作か、不整脈の症状と考えます。
Recommendation：**提言または具体的な要望**	至急来てください。

　病棟看護師に求められる急変対応は、まず急変の兆候に気づくこと、次に患者の状態を簡潔明瞭に医師に伝えられること、医師を呼んでいる間に看護師でできる初期対応を行うことです。患者が心停止を免れるよう、適切な対応ができるようにしていきましょう。

心停止以外の患者急変時の対応

急変対応のフローチャート

患者急変
↓
反応の確認

- **反応あり**
  - 患者の状態を問診や触診などで評価する
  - バイタルサインを測定し、医師へ報告する

- **反応なし**
  - **呼吸の確認**
    - **呼吸あり**
      - 気道確保し医師の到着を待つ
    - **呼吸なし**
      - **脈拍の確認**
        - **脈拍あり**
          - 気道確保し、BVMなどを用いて呼吸のみ補助をする
        - **脈拍なし**
          - **CPR** → **除細動** → CPR（ループ）

4 急変対応

急変時のモニター心電図

急変時のモニター心電図の扱いについて、少しふれておきます。あまり急変の経験のない人から聞かれるポイントをまとめました。

心電図をとり始めるタイミングは？

急変時、どのタイミングでモニター心電図をとり始めたらよいかわからない、という人もいるようです。基本的に、急変時にモニター心電図は必須です。急変したらすぐにモニター装着し、心電図を観察しましょう。

心停止の場合、AEDはモニター心電図の代わりにならないの？

心停止のときはまずCPRと除細動が優先されます。この場合AEDでも心電図がとれるため一時的に代用することは可能ですが、あくまで緊急時の代用であって、アラームや記録、解析などの面でも長時間の観察に適した機器ではありません。救命処置が長引いたり状態が変化したりすることも考え、できるだけ早くモニター心電図に切り替えるようにします。

心電図の波形はどんなときに記録すればよいの？

まず、①急変したらすぐに心電図を記録し、その後も、②薬剤投与など処置を行ったあと、変化を見るために記録します。また、③処置中や経過観察中に波形に変化がみられたら記録をとるようにします。なお、基本的なことですが、緊急時にそなえて普段から記録紙のチェックなども欠かさないようにしましょう。

救急カートの整備

救急カートの整備

救急カートには、急変時に必要な薬剤や器具が乗せてあり、常に使える状態にしておくことが大事です。物品チェックの方法などを確認しましょう。

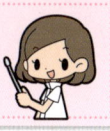

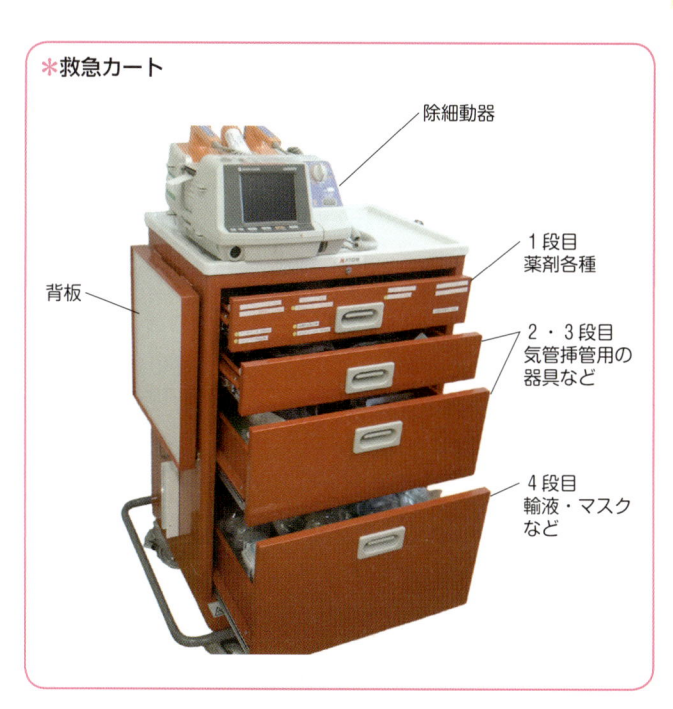

4 急変対応

*救急カート

- 除細動器
- 1段目 薬剤各種
- 2・3段目 気管挿管用の器具など
- 4段目 輸液・マスクなど
- 背板

205

必要物品のチェック

急変時すぐに対応できるように、常に物品が整備された状態にしておきます。急変は突然起こることもあり、必要なときに必要な物品が使えなければ救急カートの意味がありません。定期的な物品チェックをしておきましょう。

【救急カートチェックリスト例】

場所	物品	個数	✓	備考（チェックの内容）
カート上	除細動器	1		作動チェック
	パドル	1		清掃の有無
	除細動用ペースト	1		
	パッド（使い捨て）	2		使用期限の確認
	シリンジ	各3〜5本		2.5〜20cc
	注射針	各3〜5本		18〜22G
カート裏	背板	1		
1段目	薬剤各種			※施設の基準に応じて
2段目	喉頭鏡ハンドル（大）	各1		※小児病棟は小
	喉頭鏡ブレイド（3、4号）	各1		※小児病棟は1、2号も
	スタイレット（大）			※小児病棟は中、小、極小も
	皮ふ表面麻酔用ゼリー	1		
	カフ用シリンジ	2		20ml
	固定用テープ	適量		
	バイトブロック	適量		

救急カートの整備

場所	物品	個数	✓	備考（チェックの内容）
3段目	気管チューブ	各2		6.0〜9.0mm
	気管切開チューブ	各2		6.0〜9.0mm
	径鼻・経口エアウェイ	各1		
	マギール鉗子（大）	1		
	舌鉗子	1		
	開口器	1		
	ガイドワイヤー	1		
4段目	バッグバルブマスク	1		
	ベンチュリーマスク	1		
	酸素マスク	1		
	リザーバーマスク	1		
	酸素カニューレ	1		
	吸引瓶	1		
	吸引チューブ	1		
	輸液	2		生理食塩水、リンゲル液など
	輸液ルート	2		
	静脈留置針	各2		18〜22G
	駆血帯	1		
	アルコール綿	適量		
	固定用被覆材	適量		

4 急変対応

　必要物品は、施設や病棟、急変の頻度などによって異なってきます。施設の規定に沿って必要物品をそろえましょう。

整備済み・使用済みの目印

　整備済みかどうかをわかりやすく示しておくことはとても大事です。整備済みの救急カートに紙テープを貼り、目印とする方法があります。使うときにテープが破れるので、使用後整備が済んだら再び新しい紙テープを貼り、点検整備済みであることがひと目でわかるようにします。

＊紙テープを使った目印の方法

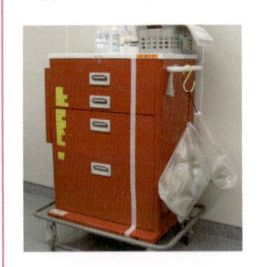

① 救急カートの整備が終わったら、上から下まで紙テープを貼り引き出しを固定する。
② テープの上部に整備者の氏名と日時を記録する。

③ 使用時に引き出しを引っ張ると紙テープが切れる。
④ 紙テープが切れた状態の救急カートは、すぐに整備を行う。

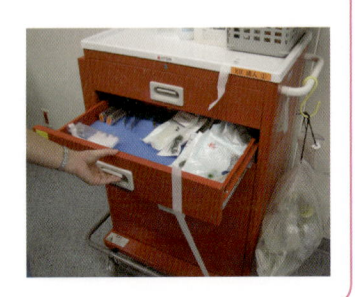

気管挿管の手順

気管挿管は気道確保のために行います。挿管は医師が行い、看護師は介助を行います。ひととおり介助の流れについて確認しておきましょう。

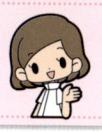

＊気管挿管時に準備する物品

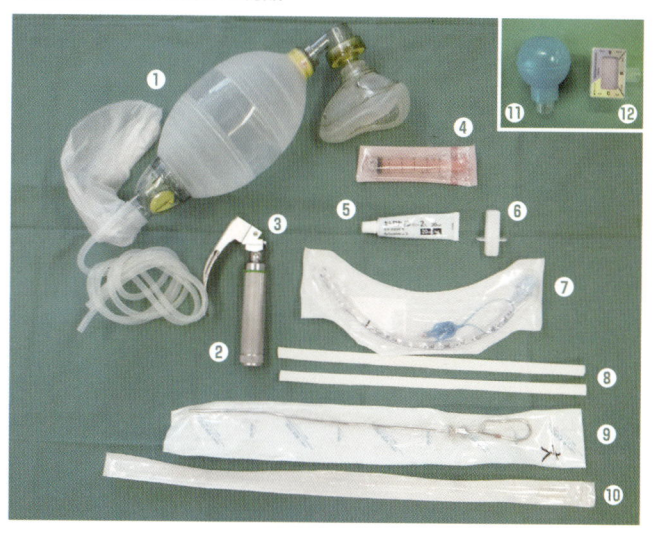

①バッグバルブマスク　②喉頭鏡（ハンドル大）　③喉頭鏡（ブレイド）
④カフ用シリンジ　⑤皮ふ表面麻酔用ゼリー　⑥バイトブロック
⑦挿管チューブ　⑧固定用テープ　⑨スタイレット　⑩吸引チューブ
⑪EDD　⑫イージーキャップ

【気管挿管の手順】

	医師	看護師
必要物品の準備		①物品を準備する ※必要物品の写真参照 ➡P.209 ②気管チューブはあらかじめ開封し、カフにエアーを入れカフの破損がないことを確認する ③気管チューブにスタイレットを入れ先端を湾曲させておく ④気管チューブの先端から10cm程度、皮ふ表面麻酔用ゼリーをたっぷりつけておく
患者の準備	①気道確保の体勢をとる	
	②鎮静薬の投与	⑤医師の指示により鎮静薬を準備する
	③BVMによる補助換気をする	⑥SpO₂の低下がないか観察しておく
	④喉頭鏡を用いて喉頭展開する	⑦吸引の準備をしておく。医師の指示により吸引が必要なときには口腔内吸引を行う

気管挿管の手順

	医師	看護師
気管挿管の介助	⑤気管チューブを挿入する	⑧医師の指示により気管チューブを医師に渡す ⑨気管チューブが挿入されたら医師の指示によりスタイレットを抜去する ⑩カフ用シリンジを用いてカフを注入する
	⑥喉頭鏡を抜去する	⑪医師が喉頭鏡を抜く前にバイトブロックを挿入する

4 急変対応

	医師	看護師
挿管後の確認	⑦BVMで換気をする ⑧カプノメータやイージーキャップ、EDDなどで挿入の有無を確認する **カプノメータによる確認▶** チューブが正しく挿入されていれば、窓の色が紫→黄と変化する ⑨気管挿管後の確認 ● 患者の胸郭の上がり ● 気管チューブの曇り ● 呼吸音聴取(心窩部、左右の前胸部、側胸部) ⑩胸部X線による気管チューブの位置確認	⑫BVMに酸素がつながっていることを確認する ⑬SpO₂やカプノメータの値を確認する ⑭気管挿管後の確認を一緒に行う(写真は呼吸音聴取) ⑮確認後、医師とともに何cm固定かを確認し固定用テープで固定する

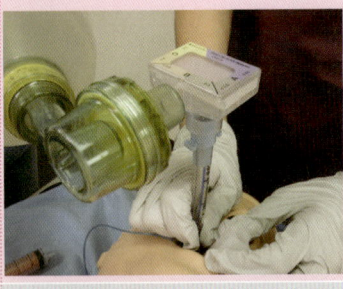

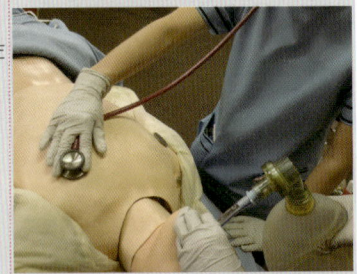

CHAPTER 5

心電図Q&A

Q.1 モニターのアラームはどのように設定したらよいですか？

A 自分の力量をふまえながら、個々の患者の状態に合わせて設定します。

　頻脈の場合は正常時の1.2倍の値、徐脈の場合は正常時の0.8倍の値が目安ですが、基本的には個々の患者に合わせます。患者の状態と自分の力量に応じて設定するようにしましょう。

　たとえばあなたが対応に自信がなく、患者が100回／分の頻脈になったとき速やかに処置を行うことができないと思う場合は、目安より余裕をもって80回／分に設定します。また、アラーム設定は適宜見直し、**患者の状態に変化があれば、設定も変更するようにしましょう。**

　新人看護師は自分で判断できないときは、先輩看護師に相談してみましょう。

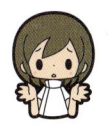

Q.2 胸部誘導の順番が覚えられません。どう覚えたらよいでしょうか。

A さまざまな語呂合わせがあります。自分が覚えやすいフレーズで覚えましょう。

胸部誘導 ➡P.26 は電極が6つあり、最初はなかなか覚えられないかもしれません。語呂合わせで楽しんで覚えるとよいでしょう。いくつか面白いものを紹介します。電極は右の赤から左へ時計回りで付けていきます。

- 赤 黄 緑 茶　　黒 紫
  <u>あ</u> <u>き</u> <u>み</u> ちゃんと <u>組</u> <u>む</u>

- 赤　黄　緑　茶　　黒　紫
  <u>あ</u>っ、<u>き</u> <u>み</u>の チャッ<u>ク</u> <u>紫</u>

- 赤黄緑 茶　　　黒　紫
  <u>信号</u>を ちゃんと渡る <u>クリーム</u><u>シチュー</u>

自分で語呂合わせを考えてみるのも楽しいかもしれません。

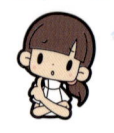

Q.3 心電図の波形がうまく出ません。どうしたらよいのでしょうか？

A アーチファクトの可能性があります。患者のもとに行き、電極の接続や周囲の電気機器の確認をしましょう。

　波形がうまく出ない場合、電極が外れている、電気器具や医療機器などの電流が混入した、などの可能性があります。これらは**アーチファクト（人工産物）**または**ノイズ**と呼ばれています。

　アーチファクトが混入すると、波形が見にくくなるだけでなく、**誤った判断を下すこともあります**ので、早急な確認・対応が必要です。必ず患者のもとへ行き、電極やコードの接続が正確にできているか、電気機器が患者に近づきすぎていないかチェックしましょう。それでも基線が揺れる、波形がきちんと出ないという場合は、電極を貼りかえたり、誘導を変えたりします。

　標準12誘導心電図の場合、筋電図や基線動揺などを除去できる**フィルタ機能**があります。しかし、フィルタを適応すると心臓の電気刺激の詳細部分まで除去される可能性が出てきますので、安易に使わず、どうしてもアーチファクトが出る場合のみフィルタを使うようにしましょう。

アーチファクトの種類

①**交流障害**：電気器具や医療機器などの電流が混入する
　対応：コンセントを抜く、コードを遠ざける、静電気予防など
【電気毛布使用時】

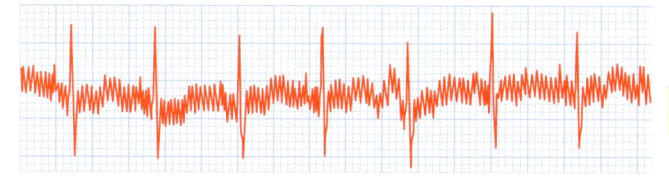

②**電極外れ**：電極や皮膚の乾燥、汚れ、汗など
　対応：電極の交換、汗を拭き取るなど
【汗による電極の取れかけ】

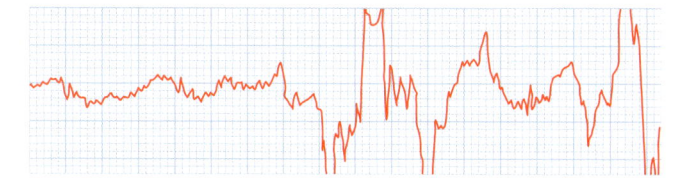

③**電極コードの揺れや張りすぎ**
　対応：コード類の位置確認、整理整頓など

④**筋電図による障害**：筋電図とは、筋肉の電気活動を記録したもの。患者の緊張や震え、咳など
　対応：室温の調整、プライバシーへの配慮、深呼吸など

⑤**患者の動作による揺れ**：体動、呼吸、歯磨きVTなど
　対応：患者の状態を確認、体動を一時的にやめてもらうなど

【歯磨きVT】

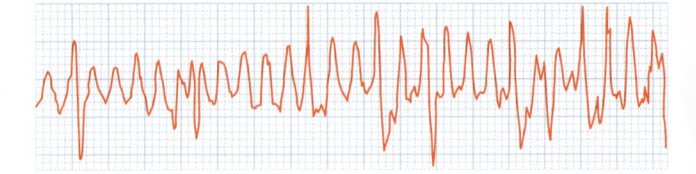

【深呼吸】

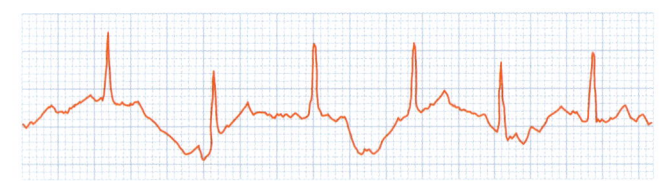

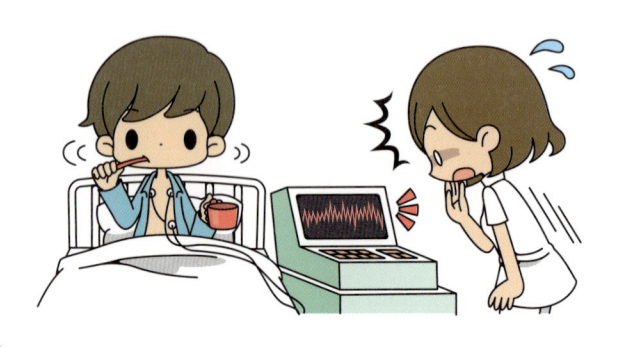

Q.4 モニタリング中はどんなことに注意したらよいですか？

A 患者名と、心拍数アラーム・不整脈アラームの設定を確認しておきましょう。

複数の患者情報が出ている画面の場合、まず患者名を確認します。

次に、必ずアラーム設定を確認します。

①**心拍数の上限・下限**

②**不整脈アラーム**

の両方をチェックしましょう。実際の設定については、P214を参照してください。なお、ドクターの指示値以下には設定しないことが絶対条件です。

また、「**リコール機能**」がある場合は、必ず定期的（1～2時間ごと）に不整脈の有無、波形の変化を確認することが大切です。

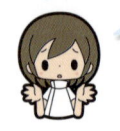

Q.5 不整脈で注意しなければいけない症状は何ですか？

A 心拍出量（しんはくしゅつりょう）が低下して起こる症状（ショックやめまい）、胸痛などに注意が必要です。

危険な不整脈では、有効な心拍出量が得られなくなったり、血圧が低下したりするため、以下の症状に注意が必要です。
- ショック
- 失神発作・けいれん（アダムス・ストークス症候群）
- めまい・ぼうっとする感じ
- 動悸
- 胸痛
- 呼吸困難

ベッドサイドモニタリング中に不整脈が現れたとき、上記の症状を観察することは大切です。

また、モニタリングしていない状態で上記の症状がある場合は、逆に不整脈を疑う必要があります。モニターを装着し、経過を監視していくことが大切です。

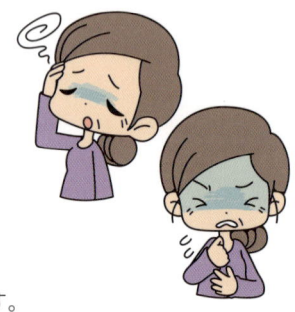

Q.6 ショックとはどのようなことをいうのですか？

A 組織循環の低下により生命の危機を伴う病態をショックといいます。

ショックとは、**血圧低下により末梢循環が著しく障害され、重要臓器や末梢組織において必要とされる血流が得られない**状態です。末梢循環が低下し、末梢組織の代謝が損なわれると全身組織の機能不全をきたし、生命の危機へつながります。ショックが長く続くとショックを離脱したあとも臓器障害が残存したり、新たな障害が発生したりする可能性があり、早期に適切な治療が必要とされます。

ショックの症状として有名な症状には、**ショックの5P**と呼ばれるものがあります。

1. **蒼白**（pallor）
2. **虚脱**（prostration）
3. **冷汗**（perspiration）
4. **脈拍触知不能**（pulselessness）
5. **呼吸不全**（pulmonary deficiency）

ショックの原因は、重症感染症、心不全、出血、熱傷、アナフィラキシーなどが挙げられます。

【ショックの分類】

分類	主な疾患
循環血液量減少性ショック	**＜出血が原因となる疾患＞** 外傷、大動脈瘤破裂、心破裂、上部・または下部消化管出血、（気管支拡張症、肺結核、肺がんなどによる）喀血、不性出血　など **＜脱水が原因となる疾患＞** 急性腎不全（利尿期）、糖尿病性ケトアシドーシス、尿崩症、腸閉塞、急性重症膵炎、熱傷　など
心原性ショック	急性心筋梗塞、弁膜症、不整脈
血管分布異常性ショック	①敗血症 ②アナフィラキシー ③神経原性
閉塞性ショック	緊張性気胸　など

● **循環血液量減少性ショック**

出血、または体液喪失（脱水）による左室拡張終期容積の減少（前負荷の減少）が原因で生じます。出血では全血液成分が失われますが、体液喪失では血球成分は失われず血漿成分のみが失われます。

● **心原性ショック**

心臓の機能そのものが障害され、心拍出量が低下し血圧が低下

します。急性心筋梗塞が原因になることが多く、そのほかに弁膜症、不整脈などが原因として挙げられます。

● **血管分布異常性ショック**
末梢血管抵抗が低下し、これが原因となり血圧が低下します。原因によって主に3つに分けられます。

①敗血症

菌体内毒素（エンドトキシン）を産生するグラム陰性桿菌の感染により起こります。毒素によって血管平滑筋が麻痺して末梢血管抵抗が低下し、静脈還流が減少するためにショックに至ります。

②アナフィラキシーショック

アレルギー反応のひとつで、抗原に対する体の過敏な免疫反応が生じ、毛細血管が拡張しショックへ至ります。抗原は、食物、ハチ、薬物などがあります。アナフィラキシーの症状として、咽頭浮腫・口蓋垂浮腫による喘鳴・呼吸困難感・喉の締め付け感のほかに、皮疹、腹痛・下痢といった消化器症状が挙げられます。

③神経原性ショック

中枢神経系障害や脊髄損傷などなんらかの原因により、交感神経系の急激な緊張低下（迷走神経反射）が起きます。すると徐脈になったり心収縮力が低下したりして心拍出量が低下し、血管拡張をきたしショックとなります。

● **閉塞性ショック**
閉塞性ショックには、主に**肺血栓塞栓症**、**心タンポナーデ**、**緊張性気胸**があります。これらは、すべて早急な治療が必要な疾患です。

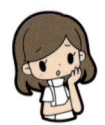

Q.7 患者さんが胸痛を訴えている場合、どうすればよいですか？

A 医師に報告し、バイタルサイン・心電図の確認と、症状について聴取しましょう。

胸痛（chest pain）の症状は心疾患をはじめ、いろいろな疾患から発生します。緊急度が高い場合もありますので、訴えがあったら、医師への報告とともに、①バイタルサインチェック、②心電図チェック、③症状の聴取（いつから、どの部位で胸痛が始まったか、どのような痛みなのか、呼吸時に変化するかなど）をしておきましょう。

【胸痛を訴える主な心臓血管系の疾患と症状】

緊急度	疾患	症状
	狭心症	圧迫感・絞扼感
高い	急性心筋梗塞	激痛・圧迫感
	心筋炎	鈍い痛み
高い	大動脈解離	激痛
高い	肺塞栓症	圧迫感

心電図Q&A

Q.8 スポーツ選手の心電図は徐脈になると聞きました。どうしてですか？

A 「スポーツ心臓」は心臓が鍛えられて1回の拍出量が増えるため徐脈になります。

　スポーツ選手が長距離走などで心臓を鍛錬すると心筋（しんきん）が肥大化し、1回の拍出量が増えます。心筋が運動に適応できるようになった結果です。これを「スポーツ心臓」といいます。

　1回の拍出量が増えるため、一般の人にくらべて心拍数が少なくなりますが、心配はいりません。

　このため、夜勤で心拍数が32回／分などという心電図を見て驚いて訪床すると、患者はスヤスヤ寝ている……なんてことが起きるんですね。

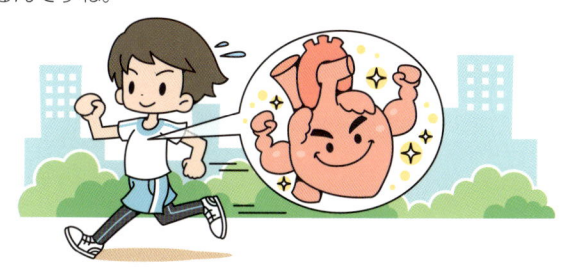

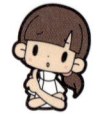

Q.9 不整脈と関係の深い疾患にはどのようなものがありますか？

A 心筋症や心筋炎、弁膜症などの心疾患だけでなく、甲状腺疾患や褐色細胞腫、精神的要素なども関連してきます。

不整脈はさまざまな疾患で出現し、虚血性心疾患などの心疾患によるものと、心臓以外の疾患が影響を及ぼして起こる場合があります。また、疾患によりさまざまな心電図変化が現れます。

【不整脈と関係の深い疾患】

心疾患	その他の疾患
● 虚血性心疾患 ➡P.168	● サルコイドーシス
● 拡張型心筋症	● アミロイドーシス
● 肥大型心筋症	● 甲状腺機能亢進症
● 不整脈源性右室心筋症	● 褐色細胞腫
● 心筋炎	● 睡眠時無呼吸症候群
● 弁膜症	● 精神的要素
○ ブルガダ症候群 ➡P.154	
○ QT延長症候群	

なお、虚血性心疾患についてはP168〜185、ブルガダ症候群についてはP154〜157でそれぞれ詳しく説明しています。それ以外の疾患について、以下で説明します。

心疾患

● 拡張型心筋症（DCM：dilated cardiomyopathy）

拡張型心筋症は、左室拡張とびまん性低収縮をきたす心筋症です。**異常Q波、QRS幅の増大、左脚・右脚ブロック**などさまざ

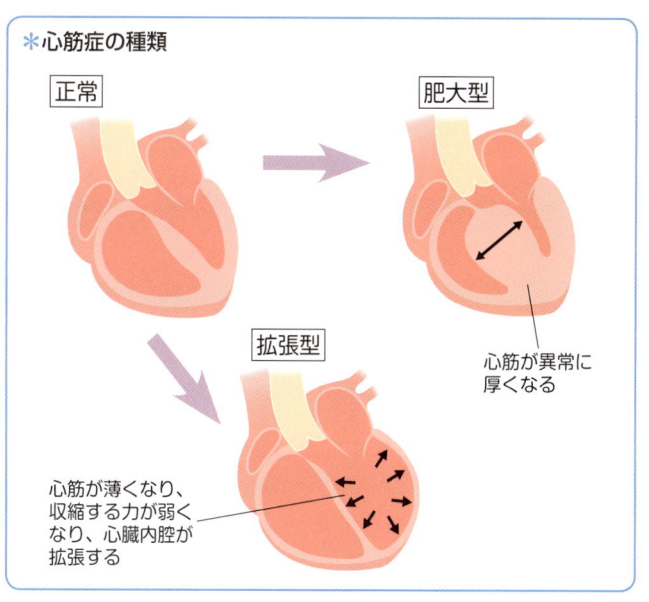

＊心筋症の種類

正常

肥大型
心筋が異常に厚くなる

拡張型
心筋が薄くなり、収縮する力が弱くなり、心臓内腔が拡張する

まな心電図異常がみられます。心機能の低下により**心室頻拍**、**心室細動**などの重大な不整脈を引きおこし、突然死することがあります。

● 肥大型心筋症(しんきん)（HCM：hypertrophic cardiomyopathy）

　心室筋が肥大し、左室拡張機能が低下する心筋症です。**心室細動**や**心房細動**を合併します。心電図変化に、**異常Q波**、**ST変化**と**陰性T波**を伴うストレインパターンなどが挙げられます。

● 不整脈源性右室心筋症（ARVC：arrhythmogenic right ventricular cardiomyopathy）

　右室心筋が局所的に脂肪変性し、線維化組織へ置換されます。右室起源の心室頻拍により突然死することがあります。

● 心筋炎

　心筋になんらかの原因により高度な炎症が起こり、心不全を引きおこします。**心房細動**、**心室期外収縮**、**心室頻拍**などさまざまな不整脈が出現することがあります。心電図変化として、一過性の**QRS電位の減少やST変化**などがみられます。

● 心臓弁膜症

　弁膜症には、**大動脈弁狭窄症(きょうさく)**、**大動脈弁閉鎖不全症**、**僧帽弁狭窄症(そうぼうべん)**、**僧帽弁閉鎖不全症**、**三尖弁狭窄症(さんせんべん)**、**三尖弁閉鎖不全症**があります。弁膜症によって異なりますが、**心室期外収縮**、**心房細動**などの不整脈が出現します。

● QT延長症候群

　心電図にQT延長を認め、**トルサデポアン**や**心室細動**を生じ、失神発作などの脳虚血症状や突然死の原因となる症候群です。遺伝による先天性と、薬剤などが原因で起こる後天性に分かれます。心電図上ではQT延長のほか、**陰性T波**などがみられます。

その他の疾患

● サルコイドーシス

　原因不明の類上皮肉芽腫性疾患で両側肺門リンパ節、肺、眼、皮膚のほか、神経、筋、心臓、腎、骨、消化器など、病変が多臓器にわたります。心サルコイドーシスでは、**高度房室ブロック**、洞不全症候群、**心室頻拍**などの重大な不整脈を引きおこすこともあります。心電図変化は、**多源性あるいは頻発する心室期外収縮**、**右脚ブロック、軸偏位、異常Q波**などがみられます。

● アミロイドーシス

　異常なタンパク質（アミロイド）が、心臓、肺、肝臓、脾臓、胃、腸、腎臓などに沈着して、多臓器の機能が低下する病気です。心筋がアミロイドに置換されると**洞不全症候群**、**房室ブロック**、**心房細動**、**心室頻拍**といった不整脈が出現し、突然死の原因となることがあります。心電図変化として、**軸偏位、脚ブロック、陰性T波**、**低電位**などが挙げられます。

● **甲状腺機能亢進症**

　甲状腺ホルモンが過剰に分泌されるために全身の代謝が亢進します。動悸をはじめ、発汗、体重減少、手の震え、甲状腺腫大などが出現します。洞性頻脈、心房細動などの不整脈がみられることがあります。

● **褐色細胞腫**

　副腎髄質または傍神経節などの細胞から発生する腫瘍がカテコラミン（アドレナリン〔エピネフリン〕、ノルエピネフリン、ドパミンなどのホルモン）を大量に産生します。これらが分泌されることにより血圧が上がり、心拍数が増加します。高血圧、代謝亢進、高血糖、頭痛、発汗過多が主な症状です。洞性頻脈、頻脈性上室性不整脈、心室期外収縮がみられることがあります。

● **睡眠時無呼吸症候群（SAS：sleep apnea syndrome）**

　睡眠時に一過性の呼吸停止が起きる疾患です。虚血性心疾患、心不全、高血圧などとの関連性が指摘されています。心房細動、徐脈性不整脈、心室不整脈がみられる患者には、この疾患が隠れていることも考えられます。

　なお、精神的要素と不整脈の関連性も深く、不整脈によって精神的な症状が出現したり、精神的問題が原因で不整脈を誘発したりすることがあります。とくに**致死性不整脈**の患者では、いつ発作が起こるかもしれないという不安からパニック障害やうつ状態をきたすこともあり、精神的ケアが重要となります。

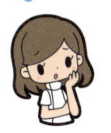

Q.10 不整脈の治療にはどのようなものがありますか？

A 薬物療法、ペースメーカー、除細動、外科手術などがあります。

不整脈には治療の必要なものと必要でないものがあります。重症度や緊急度、不整脈の種類により治療方法は異なります。代表的な治療について説明します。

薬物による治療

● **薬物療法**

抗不整脈薬にはさまざまな種類があります ➡P.244 。

抗不整脈薬は、文字どおり不整脈の治療に用いられますが、不整脈を抑制すると同時に**不整脈を誘発する催不整脈作用**があることを忘れてはなりません。薬剤投与後は、モニタリングし、バイタルサインを適宜測定し、患者の症状の有無を把握することが重要です。

植え込み型機器による治療

● 恒久式（永久）ペースメーカー

洞不全症候群や房室ブロックなどの徐脈性不整脈に対し、電気刺激を心臓に与え、正常な心拍数を保つ医療機器です。恒久式（永久）ペースメーカーは本体を体内に植え込んでペーシングを行います。なお、ペースメーカーの心電図については、第3章で詳しく説明しています。

● 植え込み型除細動器（ICD：implantable cardioverter defibrillator）

恒久式ペースメーカーと似た器械を体内に挿入し、除細動を体内で行います。心室頻拍、心室細動が起きたときにICDが自動で感知し、必要な場合は除細動を行います。また、ペーシング機能もあるため心拍を正常化させる治療を行います。

● 心臓再同期療法（CRT：cardiac resynchronization therapy）

右心室だけではなく、左心室もペーシングする両室ペースメーカーを用いて行われる治療をいいます。左心室全体が同時に収縮する（同期化させる）ことによって、心不全の改善が期待できます。最近では、ICDと組み合わせたCRT-Dが使用されています。また、ICD機能がなくペースメーカー機能のみがあるCRTをCRT-Pと呼びます。

心電図Q&A

——時的ペーシングによる治療

　徐脈性不整脈の患者で、一時的にペースメーカーが必要となった場合や緊急時などに使用します。除細動器のペーシング機能を使って行う経皮的ペーシング、リードのみを体内に挿入する体外式ペースメーカーがあります ➡P.188。

*一時的ペーシング機器

● 経皮的ペーシング
マニュアル式除細動器についているパッドを体表面に貼り、ペーシングを行う

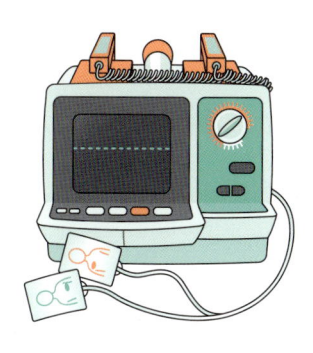

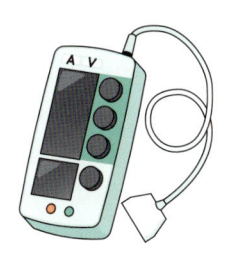

● 体外式ペースメーカー
リードのみ体内に挿入し、本体は体外に置き操作する

電気ショックによる治療

● 電気的除細動（非同期電気ショック）

　マニュアル式除細動器を用いて患者の胸部に電極を置き、電気エネルギーを流すことで不整脈を治療します。**心室頻拍、心室細動**の患者に即座に行うべき治療です。皮膚のトラブルを防ぐため、電極に専用のゼリーを塗布します。

● 同期下カルジオバージョン（同期電気ショック）

　患者の心拍にタイミングを合わせて行う（＝同期させる）電気ショックを指します。適応となる不整脈は、**発作性上室性頻拍、心房細動、心房粗動**といった頻拍性不整脈です。

　患者は心停止の状態ではないため、意識がある場合が多く、原則として鎮静薬を使用してから行います。皮膚を保護するため、あらかじめ生理食塩水を浸したガーゼを電極が当たる部分に貼布するとよいでしょう。

外科的手術による治療

● カテーテル・アブレーション（高周波焼灼術）

　薬物療法が無効な場合や、薬物の使用が困難な場合、不整脈により重篤な症状が出現する場合が適応になるといわれています。**発作性上室性心拍、心房細動、心房粗動、心室頻拍**などの不整脈に対して行われます。不整脈の原因となる異常伝導回路を見つけ、焼灼することにより不整脈を治療します。

心電図で覚えておきたい用語・略語

用語・略語	日本語
A	
ACS acute coronary syndrome	急性冠症候群
ACLS advanced cardiovascular life support	二次救命処置
AED automated external defibrillator	自動体外式除細動器
AF atrial fibrillation	心房細動
AFL atrial flutter	心房粗動
AHF acute heart failure	急性心不全
AMI acute myocardial infarction	急性心筋梗塞
aorta	大動脈
AP angina pectoris	狭心症
APC atrial premature contraction	心房期外収縮
AR aortic regurgitation	大動脈弁閉鎖不全症
arrest	心停止(アレスト)

用語・略語	日本語
arrhythmia	不整脈
artifact	人工産物（アーチファクト）
ARVC arrhythmogenic right ventricular cardiomyopathy	不整脈源性右室心筋症
AS aortic stenosis	大動脈弁狭窄症
asystole	心静止
atrium	心房
AV aortic valve	大動脈弁
AV block atrioventricular block	房室ブロック
AV node atrioventricular node	房室結節
AVNRT atrioventricular nodal reentrant tachycardia	房室結節回帰性頻拍
AVRT atrioventricular reentrant tachycardia	房室回帰性頻拍

B

BBB bundle branch block	脚ブロック
BLS basic life support	一次救命処置
bradycardia	徐脈（ブラディ）

用語・略語	日本語

C

CABG
coronary artery bypass graft — 冠動脈バイパス術

CCU
coronary care unit — 冠(状)動脈疾患集中治療室

CPA
cardiopulmonary arrest — 心肺停止

CHD
coronary heart disease — 冠動脈疾患

CHF
congestive heart failure — うっ血性心不全

CI
cardiac index — 心係数

CO
cardiac output — 心拍出量

CPR
cardiopulmonary resuscitation — 心肺蘇生

CRT
cardiac resynchronization therapy — 心臓再同期療法

D

DC(shock)
direct current countershock — 直流除細動

DCM
dilated cardiomyopathy — 拡張型心筋症

E

ECG(EKG)
electrocardiogram — 心電図

用語・略語	日本語
EPS electrophysiological study	電気生理検査

G

用語・略語	日本語
GCS Glasgow coma scale	グラスゴー・コーマ・スケール

H

用語・略語	日本語
HCM hypertrophic cardiomyopathy	肥大型心筋症
HF heart failure	心不全
His bundle	ヒス束
HR heart rate	心拍数
hyperkalemia	高カリウム血症
HT hypertension	高血圧症
hypokalemia	低カリウム血症

I

用語・略語	日本語
IBBB incomplete bundle branch block	不完全脚ブロック
ICD implantable cardioverter defibrillator	植え込み型除細動器
IHD ischemic heart disease	虚血性心疾患

用語・略語	日本語
ILBBB incomplete left bundle branch block	不完全左脚ブロック
IRBBB incomplete right bundle branch block	不完全右脚ブロック
IVC inferior vena cava	下大静脈

J

JCS Japan coma scale	ジャパン・コーマ・スケール

K

Kent bundle	ケント束

L

LA left atrium	左心房
LAD left anterior descending	左前下行枝
LAD left axis deviation	左軸偏位
LAO left atrial overload	左房負荷
LBBB left bundle branch block	左脚ブロック
LCX left circumflex	左回旋枝
LMT left main coronary trunk	左冠動脈

用語・略語	日本語
LV left ventricle	左心室
LVH left ventricular hypertrophy	左室肥大

M

MI myocardial infarction	心筋梗塞
MR mitral regurgitation	僧帽弁閉鎖不全症
MS mitral stenosis	僧帽弁狭窄症
MV mitral valve	僧帽弁

N

NSR normal sinus rhythm	正常洞調律

O

OMI old myocardial infarction	陳旧性心筋梗塞

P

PA pulmonary artery	肺動脈
PAC premature atrial contraction	心房期外収縮
pacing	調子とり(ペーシング)

用語・略語	日本語
PAF paroxysmal atrial fibrillation	発作性心房細動
pair	2連発
PAT paroxysmal atrial tachycardia	発作性心房頻拍
PCI percutaneous coronary intarvention	経皮的冠動脈インターベンション
PEA pulseless electrical activity	無脈性電気活動
PSVT paroxysmal supraventricular tachycardia	発作性上室性頻拍
PV pulmonary valve	肺動脈弁
PV pulmonary vein	肺静脈
Purkinje fiber	プルキンエ線維
PVC premature ventricular contraction	心室期外収縮

R

RA right atrium	右心房
RAD right axis deviation	右軸偏位
RAO right atrial overload	右房負荷
RBBB right bundle branch block	右脚ブロック

用語・略語	日本語
RCA right coronary artery	右冠動脈
RV right ventricle	右心室
RVH right ventricular hypertrophy	右室肥大

S

用語・略語	日本語
SA block sinoatrial block	洞房ブロック
SA node sinoatrial node	洞(房)結節
sencing	感知(センシング)
short run	連発(ショートラン)
sinus rhythm	洞調律
SpO_2	酸素飽和度
SSS sick sinus syndrome	洞不全症候群
ST depression	ST低下
ST elevation	ST上昇
SVPC supraventricular premature contraction	上室期外収縮
SVT supraventricular tachycardia	上室頻拍

用語・略語	日本語
T	
tachycardia	頻拍(タキカルディア)
TdP torsade(s) de pointes	トルサデポアン
triplet	3連発
TV tricuspid valve	三尖弁
U	
UAP unstable angina pectoris	不安定狭心症
V	
ventricle	心室
VF ventricular fibrillation	心室細動
VT ventricular tachycardia	心室頻拍

心電図で覚えておきたい用語・略語

抗不整脈薬の種類(ボーン・ウィリアムスの分類)

	一般名 (商品名)	対象となる不整脈			投与法	
		心室性	上室性	洞性	静注	経口
Ⅰa群	キニジン (キニジン)	○	○			○
	プロカインアミド (アミサリン)	○	○		○	○
	ジソピラミド (リスモダン)	○	○		○	○
	シベンゾリン (シベノール)	○	○		○	○
	ピルメノール (ピメノール)	○	○			○
Ⅰb群	リドカイン (キシロカイン)	○			○	
	メキシレチン (メキシチール)	○			○	○
	アプリンジン (アスペノン)	○			○	○
Ⅰc群	プロパフェノン (プロノン)	○	○			○
	フレカイニド (タンボコール)	○	○		○	○
	ピルジカイニド (サンリズム)	○	○		○	○

抗不整脈薬の種類(ボーン・ウィリアムスの分類)

主な副作用	備考
血圧低下、消化器症状、伝導障害、溶血性貧血、キニジン過敏症	心室性および上室性不整脈の治療に用いる。Naチャンネルに作用し、刺激が伝導する速度を遅らせる作用がある。そのため徐脈やQT延長がないか観察する必要がある。特にプロカインアミド(アミサリン)投与時はモニタリングが必要である。
血圧低下、消化器症状、SLE様症状、伝導障害、発熱、顆粒球減少	
消化器症状、排尿障害、口渇、房室ブロック	
消化器症状、排尿障害、口渇、房室ブロック、低血糖	
消化器症状、排尿障害、口渇、房室ブロック、低血糖、霧視	
中枢神経症状(めまい、振戦、けいれん、せん妄)	Ⅰb群もⅠa群と同じくNaチャンネルに作用し、刺激が伝導する速度を遅らせる作用がある。心室性不整脈に対する治療で多く用いられるが、左記の副作用の出現には注意が必要である。
中毒性表皮壊死症、中枢神経症状、腎不全、消化器症状	
中枢神経症状、無顆粒球症、房室ブロック、視力障害	
心室性不整脈、房室ブロック、洞停止、中枢神経症状、消化器症状	頻脈性不整脈の治療で用いられる。作用が強いため、逆に心室性不整脈が副作用として出現することがある。

	一般名 (商品名)	対象となる不整脈			投与法	
		心室性	上室性	洞性	静注	経口
II群	プロプラノロール (インデラル)	○	○	○	○	○
III群	アミオダロン (アンカロン)	○	○		○	○
	ソタロール (ソタコール)	○				○
	ニフェカラント (シンビット)	○			○	
IV群	ベラパミル (ワソラン)	○	○		○	○
	ジルチアゼム (ヘルベッサー)	○	○		○	
	ベプリジル (ベプリコール)	○	○			○
その他	ジゴキシン (ジゴシン)		○		○	○
	ATP (アデホス-L)		○		○	

主な副作用	備考	
低血圧、うっ血性心不全、房室ブロック、徐脈、気管支喘息	β遮断薬のため、狭心症など虚血性心疾患を伴う不整脈に有効であるといわれている。血圧低下や徐脈の有無に注意する。	抗不整脈薬の種類（ボーン・ウィリアムスの分類）
肺線維症、甲状腺機能異常、肝障害、角膜色素沈着、消化器症状	心室頻拍（VT）など致死的不整脈の治療に用いられる。ほかの抗不整脈薬が無効の場合に用いられる。導入には原則としてモニター管理が必要で、確実なモニタリングにより副作用を早期発見することが必要である。	
心室性不整脈、QT延長、徐脈、消化器症状、中性脂肪上昇		
消化器症状、QT延長、洞停止		
血圧低下、房室ブロック、心不全、徐脈、血中プロラクチン上昇	カルシウム拮抗薬であり、洞結節や房室結節での伝導を抑制する働きがある。ワソランは頻脈性不整脈の治療薬として多く用いられるが、静脈注射の場合はモニタリングをしながら医師の監視下で投与する。	
血圧低下、房室ブロック、心不全、徐脈		
房室ブロック、QT延長、無顆粒球症、消化器症状、排尿障害、めまい		
徐脈、房室ブロック、二段脈、心房頻拍、消化器症状、視覚異常	刺激の伝導を遅らせる作用がある。頻脈性不整脈の心拍数を減らすことができるが、徐脈になる恐れがあり、静脈注射の場合は、モニタリングが必要である。	
消化器症状（胃腸障害、悪心）、高度房室ブロック		

さくいん

※太数字は、その項目をとくに詳しく説明しているページです

あ

- アーチファクト 216
- アイントーフェン 25
- アダムス・ストークス症候群 113, **121**
- アミロイドーシス 117, **229**
- アラーム設定 **43**, 214
- 安静時狭心症 173
- アンダーセンシング 193
- 安定狭心症 173
- イオン 19
- イオンチャンネル 20
- イオンポンプ 20
- 異型狭心症 173
- 異常Q波 177
- 一次救命処置 196
- 一次評価 199
- 1:1伝導 87
- Ⅰ度房室ブロック 102
- 一側頸動脈洞マッサージ法 81
- 陰性波 35
- 植え込み型除細動器 232
- 右脚 17
- 右脚ブロック 146
- 右心室 10
- 右心房 10
- 右室梗塞 181
- 運動負荷心電図 30
- オーバーセンシング 194

か

- 拡張型心筋症 227
- 下大静脈 11
- 褐色細胞腫 230
- 活動電位 19
- 活動電位持続時間 23
- カテーテル・アブレーション 234
- 下壁梗塞 181
- カリウムイオン 19
- カルシウムイオン 19
- 緩徐応答 24
- 冠(状)動脈 **14**, 179
- 冠動脈造影 176
- 冠動脈バイパス術 184
- 冠性T波 177
- 完全房室ブロック 114
- 気管挿管 209
- 基線 32
- 脚 16
- 脚ブロック 146
- 救急カート 205
- 急性心筋梗塞 170
- 急性冠症候群 170
- 急速応答 24
- 胸骨圧迫 196
- 狭心症 172
- 胸痛 169, **224**
- 胸部誘導 26
- 虚血性心疾患 168

記録紙 36
筋電図 217
経皮的冠動脈インターベンション 184
経皮的ペーシング 121, **188**, 233
血清カリウム(K)値 160, 164
血栓溶解療法 184
ケント束 80, **90**
高カリウム血症 158
恒久式（永久）ペースメーカー **187**, 232
甲状腺機能亢進症 230
高度房室ブロック 113

さ

再灌流療法 184
サイナスブラディ 98
催不整脈作用 231
再分極 23
細胞膜 19
左脚 17
左脚後枝 17
左脚前枝 17
左脚ブロック 146
左心室 10
左心房 10
サルコイドーシス 117, **229**
三尖弁 11, **13**
3点誘導 29
Ⅲ度房室ブロック 114

刺激伝導系 16
四肢誘導 26
持続性心室頻拍 68
ジャパン・コーマ・スケール 201
上室期外収縮 142
上大静脈 11
ショートラン 134
徐脈性心房細動 122
徐脈性不整脈 40
心筋逸脱酵素 183
心筋炎 228
心筋梗塞 177
人工呼吸 197
心室期外収縮 126
心室細動 50
心室中隔 11
心室内変行伝導 145
心室頻拍 54, **66**, 70
心室ペーシング 191
心静止 62
心臓再同期療法 232
心臓弁膜症 **13**, 228
迅速評価 199
心停止 44
心拍出量 44
心拍数 **38**, 40
心房心室ペーシング 192
心房細動 **82**, 122
心房粗動 86
心房中隔 11

心房ペーシング 190
睡眠時無呼吸症候群 230
スタイレット 209
スパイク 189
スパスム 173
スポーツ心臓 225
静止電位 19
センシング機能 188
僧帽弁 11, **13**

た
体外式ペースメーカー **188**, 233
大動脈 11
大動脈弁 11, **13**
多形性心室頻拍 70
多源性心室期外収縮 130
脱分極 22
単形性心室頻拍 66
低カリウム血症 162
デルタ波 90
電位 19
電解質異常 77
電気的除細動 234
同期下カルジオバージョン 234
洞結節 16
洞結節動脈 **15**, 179
洞性徐脈 98
洞性頻脈 94
洞調律 17
洞不全症候群 118

突発性心室頻拍 69
トルサデポアン 74

な
ナトリウムイオン 19
2:1伝導 87
Ⅱ度房室ブロック モビッツⅠ型：ウェンケバッハ型 106
Ⅱ度房室ブロック モビッツⅡ型 110
Ⅱ誘導 29

は
肺静脈 11
肺動脈 11
肺動脈弁 11, **13**
肺動脈弁狭窄症 13
バッグバルブマスク 197
歯磨きVT 218
バルサルバ法 81
非持続性心室頻拍 68
ヒス束 16
肥大型心筋症 228
左回旋枝 14, **15**, 179
左冠動脈 **15**, 179
左冠動脈主幹部 14, **15**, 179
左前下行枝 14, **15**, 179
標準12誘導心電図 26
頻脈性心房細動 82
頻脈性不整脈 40

不安定狭心症　173
フィルタ機能　216
不応期　23
不整脈源性右室心筋症　228
プラトー　22
ブルガダ型心電図　154
プルキンエ線維　16
分極　21
ペーシング機能　188
ペーシング不全　193
ペースメーカー（調子とり）　18
ベクトル　35
房室結節　16
房室結節動脈　**15**，179
房室接合部調律　150
房室ブロック　102，106，110，114
ポケットマスク　197
補充収縮　18
補充調律　18
発作性上室性頻拍　78
発作性心房細動　85
ホルター心電図　30

ま

膜電位　19
右冠動脈　14，**15**，179
無脈性心室頻拍　54
無脈性電気活動　58
迷走神経刺激法　79
モニター心電図　28

や

陽性波　35
4：1伝導　87

ら

ラウン分類　129
リエントリー　**52**，56，68，72，76，80，88
リコール機能　43，219
連発性心室期外収縮　134
労作性狭心症　172

A

AAIモード　190
ACLS　59，63
ACS　170
AED　197
AF　82
AFL　86
AFブラディ　122
aorta　11
asystole　62
atrial fibrillation　82
atrial flutter　86
atrioventricular junctional rhythm　150
AV node　17

B

- BBB 146
- BLS 196
- bradycardiac atrial fibrillation 122
- Brugada type ECG 154
- bundle branch 17
- bundle branch block 146
- BVM 197

C・D・E・F

- cardiac output 44
- Ca^{2+} 19
- CABG 184
- Caチャンネル 22
- CK-MB 183
- CO 44
- CRT 232
- DDDモード 192
- ECG 25
- first degree AV block 102
- F波 86
- f波 82, 122

H・I・J・K

- heart rate 44
- His bundle 17
- hyperkalemia 158
- hypokalemia 162
- ICD 232
- inferior vena cava 11
- JCS 201
- K^+ 19
- Kチャンネル 20

L・M・N

- LA 10
- LAD 14, **179**
- LCX 14, **179**
- LMT 14, **179**
- LV 10
- mitral valve 11, **13**
- monomorphic ventricular tachycardia 66
- multifocal ventricular contraction 130
- Na^+ 19
- Na-Ca交換輸送系 23
- Na-Kポンプ 20
- Naチャンネル 22

P

- pacemaker 18
- PAF 85
- PCI 184
- PEA 58
- polymorphic ventricular tachycardia 70
- PP間隔 37
- PQ時間 **33**, 37

premature ventricular contraction 126
PSVT 78
pulmonary artery 11
pulmonary vein 11
pulmonary valve 11, **13**
Pulseless VT 54
Purkinje fiber 17
PVC **126**, 130, 134, 138
P波 **33**, 37
P弁 13

Q・R
QRS波 **33**, 37
QT延長症候群 229
QT時間 **33**, 37
R on T型心室期外収縮 138
RA 10
RCA 14, **179**
RR間隔 37
RV 10

S
SA node 17
SBAR 202
second degree AV block ［Mobitz type］ 110
second degree AV block ［Wenckebach type］ 106
sick sinus syndrome 118
sinus bradycardia 98
sinus rhythm 17
sinus tachycardia 94
SSS 118
ST時間（部分） 33
ST上昇 177
ST低下 174
superior vena cava 11
SVPC 142

T・U・V・W
third degree AV block 114
torsades de pointes 74
T波 **33**, 37
U波 33
VF 50
VT 54, **66**, 70
VVIモード 191
Wolf-Parkinson-White syndrome 90
WPW症候群 90

参考文献

- ■『かんたんマスターモニター心電図』三宅良彦著（照林社）
- ■『ナースのためのNEW心電図の教室』中村惠子・柳澤厚生監修（学習研究社）
- ■『ナース・研修医のための心電図が好きになる！』山下武志著（南江堂）
- ■『これで解決！臨床の「なぜ？」Q&A、エキスパートナース Vol.23 No.6』三宅良彦著（照林社）
- ■『ナース専科BOOKS 事例から学ぶモニター心電図観察トレーニング』松尾史朗著（メガブレーン）
- ■『心電図道場』髙階経和著（医学書院）
- ■『新人ナースのための心電図モニタリング入門 改訂3版』武内敦郎著（メディカ出版）
- ■『もう忘れない！早分かり心電図：たとえで覚える心臓の動きと心電図の読みかた』石橋克彦著（メディカ出版）
- ■『患者急変対応コースfor Nursesガイドブック』池上敬一・浅香えみ子編著（中山書店）
- ■『BLSヘルスケアプロバイダー受講者マニュアル AHAガイドライン2010準拠』American Heart Association著（シナジー）
- ■『ACLSリソーステキスト日本語版』American Heart Association著（バイオメディスインターナショナル）

監修者紹介

監修者
剱持　功
東海大学医学部付属病院 看護部 高度救命救急センター 看護師長

1990年3月、東海大学医療技術短期大学第一看護学科卒業。1990年4月に東海大学医学部付属病院救命救急センター入職。その後、東海大学健康科学部看護学科、健康科学研究科修士課程を修了し、2001年4月より高度救命救急センター看護単位責任者をつとめる。日本医療教授システム学会理事、日本災害看護学会監事・評議員、日本救急看護学会評議員。

著者
東海大学医学部付属病院 高度救命救急センター

　　山崎早苗（主任・救急看護認定看護師）

　　峯山幸子（副主任・救急看護認定看護師）

　　亀井美穂（主任・集中ケア認定看護師）

- 本文イラスト　タカハシユリ
- 本文デザイン　栗谷佳代子
- 編集協力　ワードクロス
- 企画・編集　成美堂出版編集部

> 本書に関する正誤を含む最新情報は成美堂出版ホームページでご確認下さい。
> http://www.seibidoshuppan.co.jp/support

パッと引けてしっかり使える モニター心電図の読み方 [第2版]

2021年6月20日発行

監　修	劔持　功（けんもち いさお）
発行者	深見公子
発行所	成美堂出版 〒162-8445　東京都新宿区新小川町1-7 電話(03)5206-8151　FAX(03)5206-8159
印　刷	壮光舎印刷株式会社

©SEIBIDO SHUPPAN　2012　PRINTED IN JAPAN
ISBN978-4-415-31404-4
落丁・乱丁などの不良本はお取り替えします
定価は表紙に表示してあります

- 本書および本書の付属物を無断で複写、複製（コピー）、引用することは著作権法上での例外を除き禁じられています。また代行業者等の第三者に依頼してスキャンやデジタル化することは、たとえ個人や家庭内の利用であっても一切認められておりません。